AF476364

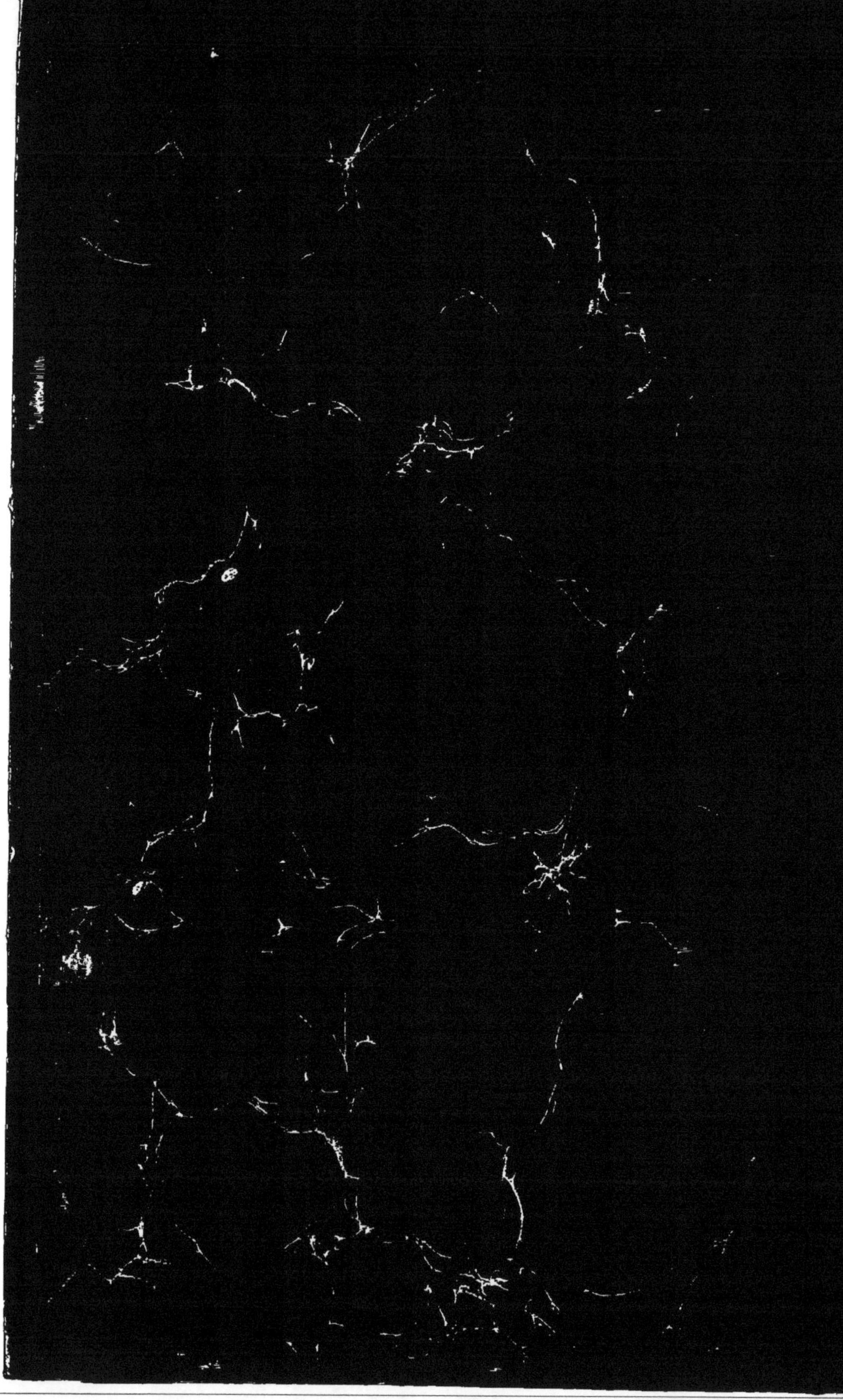

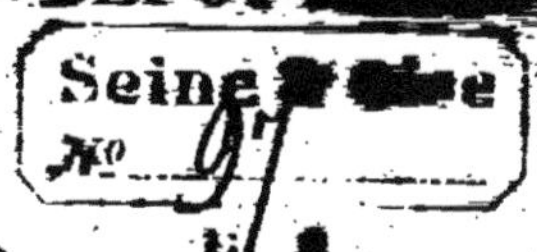

L'ATTITUDE DE L'HOMME

AU POINT DE VUE

DE L'ÉQUILIBRE, DU TRAVAIL ET DE L'EXPRESSION

PAR

LE D^R AD. NICOLAS

Médecin de 1re classe de la marine en retraite,
Médecin consultant aux Eaux de La Bourboule,
Officier de la Légion d'honneur, Officier de l'Instruction publique, etc.
Membre des Sociétés d'Anthropologie, de Géographie,
d'Hygiène, de Médecine publique et Hygiène professionnelle,
de Médecine pratique, etc.

Surge et perambula terram in longitudine et latitudine suâ, quia tibi daturus sum eam.
(GEN. XIII, 17).

PARIS
G. MASSON, ÉDITEUR
LIBRAIRE DE L'ACADÉMIE DE MÉDECINE
120, Boulevard Saint-Germain, en face de l'École de Médecine

1882

L'ATTITUDE DE L'HOMME

CORBEIL. — TYP. ET STÉR. CRÉTÉ.

L'ATTITUDE DE L'HOMME

AU POINT DE VUE

DE L'ÉQUILIBRE, DU TRAVAIL ET DE L'EXPRESSION

PAR

LE D^R AD. NICOLAS

Médecin de 1re classe de la marine en retraite,
Médecin consultant aux Eaux de La Bourboule,
Officier de la Légion d'honneur, Officier de l'Instruction publique, etc.
Membre des Sociétés d'Anthropologie, de Géographie,
d'Hygiène, de Médecine publique et Hygiène professionnelle,
de Médecine pratique, etc.

Surge, et perambula terram in longitudine et in latitudine suâ, quia tibi daturus sum eam.
(GEN., XIII, 17.)

PARIS

G. MASSON, ÉDITEUR

LIBRAIRE DE L'ACADÉMIE DE MÉDECINE

120, Boulevard Saint-Germain, en face de l'École de Médecine

1882

INTRODUCTION

L'ATTITUDE HUMAINE DANS LES TEMPS PRÉHISTORIQUES.

Honestavit illum in laboribus.
(SAP., X, 10.)

Ch. Darwin, le père putatif du transformisme, est certainement l'un des observateurs les plus perspicaces de notre temps, mais c'est un pauvre philosophe; et la croyance à l'attitude quadrupède ou semi-quadrupède de nos ancêtres préhistoriques est, parmi les niaiseries du même genre qu'il a patronnées, la plus hasardée de toutes. Cependant c'est celle que nos voltairiens attardés se sont transmise avec le plus de complaisance. Elle a d'abord été colportée de chaire en chaire, de livre à journal, fidèlement, naïvement, solennellement. Haeckel s'est empressé de recueillir, l'un des premiers, cette restauration d'une vieille hypothèse ; et l'hypothèse, rajeunie, poétisée par son imagination germanique, nous est revenue d'outre-Rhin à l'état de formule scientifique, dans le chaos des créations de *Protamniens*, *Prosimiens*, etc., et tout le cortège de ces êtres imaginaires que nos contemporains ont pris pour des réalités.

Je ne crois pas que la génération qui grandit sous nos yeux ait l'esprit *gobeur* de la nôtre ; elle doit assister à la lutte qui se prépare non plus entre le travail et le capital, mais entre le travail et le crédit, lutte pour laquelle chacun de nous s'arme, à son insu, d'expérience et d'arguments, et dont les premières escarmouches ont eu lieu déjà sous des prétextes étrangers à la cause, avec des mots d'ordre et de ralliement qui ne sont pas définitifs, et qui pour la plupart ne sont que des trompe-l'œil. Il ne s'agit de rien moins, en effet, que d'organiser nos sociétés humaines sur une base nouvelle : de donner au génie industriel de l'homme la place qui lui revient et que lui disputent le militarisme, le mysticisme et la spéculation coalisés. Il est à souhaiter que l'affaire s'engage à bref délai, comme il est à craindre que la réaction inévitable ne dépasse la mesure et ne nous fasse perdre tout le terrain conquis sur le traditionnalisme routinier de nos aïeux.

En ce qui concerne l'attitude préhistorique, nous devons nous féliciter, du moins, que le vieux bon sens gaulois ait repris ses droits et que ce soient nos savants français qui ont ramené la science dans le droit chemin de l'observation, où Darwin fait si souvent la chasse aux papillons, et dont la philosophie nouvelle ne devrait cependant s'écarter jamais.

Comment donc s'est établie l'attitude verticale de l'homme ?

I. Mes contemporains tiennent à grand honneur de descendre du singe, ou tout au moins ils tiennent à ce qu'on leur reconnaisse une souche commune avec lui. L'une des salles du pavillon d'Anthropologie de notre dernière Exposition internationale était consacrée aux singes. Elle faisait pendant à une autre salle placée à l'extrémité opposée et réservée aux Lapons, Samoïèdes, etc. Dans la salle des singes l'homme avait une place. On y voyait toute la généalogie des PRIMATES, subdivisés en cinq ordres : celui des *Lémuriens*, qui se rapprochent le plus des quadrupèdes ; celui des *Cébiens ;* celui des *Pithéciens ;* celui des *Anthropoïdes*, comprenant nos cousins : le gibbon, l'orang, le chimpanzé, le gorille ; enfin celui des *Hommes*.

Pour ma part, je fus choqué de ce classement et je me suis permis d'en témoigner ma surprise (3)[1] ; j'avais connu jadis la plupart de nos cousins dans leur pays natal, où j'ai même aidé à *préparer* l'un des premiers gorilles introduits en Europe ; j'ai pu entendre de mes oreilles, à cette occasion même, le propos justement attribué aux nègres au sujet de cet animal : « Il ne veut pas parler pour ne pas aller *aux broussailles*, » comme nous dirions : *aux champs*.

C'est ce que pensent les nègres ; et ils sont excusables ; mais que nous autres, les blancs, en plein Paris, au milieu de ces merveilles de la civilisation, qui sont notre ouvrage, nous affichions cette opinion,

(1) Les chiffres entre parenthèses renvoient à la rubrique AUTEURS CITÉS, à la fin du volume.

voilà une chose étrange, et, pour que je la professe à mon tour, il faudra que l'on m'en donne des raisons véritablement scientifiques. Jusqu'à présent, je les ai toujours cherchées en vain.

Quelles sont, demandais-je, quelles sont donc les caractéristiques de l'homme et comment les juge-t-on aujourd'hui assez peu importantes pour que ce vieux paradoxe de l'origine simienne de l'homme passionne la jeune école à ce point qu'elle en devienne intolérante?

Anatomiquement, le singe est fait à notre image. « L'homme, dit M. de Quatrefages, le plus indépendant et le plus impartial de nos anthropologistes, l'homme diffère moins des singes supérieurs que ceux-ci ne diffèrent des singes inférieurs (1). » Le pied du singe a un talon ; la main, un pouce opposable, dont il ne se sert, n'est-il pas vrai, mais dont il pourrait se servir. Il peut prendre l'attitude verticale et la prend fréquemment, quoiqu'il préfère, au repos, l'attitude accroupie ; et, dans la marche, l'attitude quadrupède. Quant à cette posture d'acrobate qu'on lui a donnée au pavillon d'anthropologie, elle est exceptionnelle. Il importe peu, après cela, que les proportions de ses membres soient différentes de ce qu'elles sont chez nous. La ressemblance est assez forte déjà.

On dit que son rudiment de queue diffère aussi du nôtre, mais nous en avons si peu, lui et nous, qu'il était bien inutile d'en parler.

La colonne vertébrale n'a pas les courbures de la nôtre ; mais les différences peuvent être mises sur le compte de l'attitude habituelle et considérées comme des dispositions subordonnées.

A la rigueur, on peut en dire autant de l'insertion de la tête sur le rachis. Chez nous, elle est fixée perpendiculairement, et les orbites sont disposés de telle sorte que l'axe du regard soit horizontal, tandis que, chez le singe, cet axe « s'élève et forme un angle avec le plan que limite la bosse du crâne. » L'angle facial, chez le singe, est plus aigu et la capacité du crâne est trois fois moindre que chez l'homme. C'est quelque chose, mais ce n'est pas assez. Le cerveau de l'homme est quatre fois et demie plus lourd, quoique les détails d'organisation paraissent les mêmes dans les deux types ; cependant, chose remarquable, le cerveau du gorille, le plus intelligent des anthropoïdes, paraît moins perfectionné que celui du gibbon, de l'orang ou du chimpanzé.

Physiologiquement, si l'on décompose nos facultés en leurs éléments essentiels, il n'en est pas que le singe ne possède ; il n'est même pas sensiblement supérieur en cela à la généralité des animaux, chez qui l'on retrouve non seulement la volonté, la sensibilité, la sociabilité, mais encore la réflexion, la perfectibilité, etc. On raconte que certains singes, organisant un pillage, se rassemblent et se concertent avant de rien entreprendre. L'un d'entre eux prend la parole et pérore, pendant des heures, au milieu du silence général. Quand il a fini, l'assemblée s'agite en tumulte et le silence se rétablit quand il recommence. Peut-être ne comprend-on pas toujours, mais on se laisse aller à l'imitation de l'orateur, tout comme dans beaucoup d'assemblées humaines. Mais les chiens de Terre-Neuve se concertent aussi pour une expédition, comme les oiseaux migrateurs pour un voyage.

L'instinct religieux manque aux singes ; mais il manque également à certains sauvages ; quant à la morale, on a remarqué avec raison que le précepte : *Ne faites pas à autrui*, etc., était d'une application générale parmi les animaux et que beaucoup d'hommes n'ont pas d'autre règle.

Ils ont, comme nous, le langage du regard, de la physionomie, du geste, de la voix ; l'écriture seule leur fait absolument défaut.

Qu'en conclure ? Que la caractéristique humaine a échappé jusqu'à ce jour aux investigations ; que ce fait d'un type unique primitif dont tous les êtres vivants représentent les qualités fondamentales, sous des formes tant soit peu variées et constituant des séries graduées par des nuances insensibles, que ce fait, dis-je, a égaré nos philosophes, qui, trompés, comme le nègre, par les apparences, n'ont vu dans le gorille ou le chimpanzé que des paresseux attardés et distancés par l'homme dans la lutte pour la vie ou les péripéties de la sélection sexuelle, alors que l'œuvre humaine se déroule devant nous, variée, grandiose, puissante, et telle qu'elle marque un abîme entre l'animal et l'homme. Qu'importe que l'on trouve ou non dans les couches fossilifères du globe des formes intermédiaires comblant les lacunes anatomiques qui existent entre les espèces et les genres ? Les eût-on toutes comblées, ce qui n'est pas, la gradation des nuances ne serait pas une preuve de la transformation des types les uns dans les autres, car les faits contemporains attestent que des formes élémentaires apparaissent encore au fond des océans, en même temps que l'homme, la dernière expression de cette prétendue évolution progressive, fait éclore sous ses pas, à la surface de la planète, les merveilles que nous savons.

Cette caractéristique humaine, si la science ne l'a pas trouvée, qu'elle la cherche; pour nous, nous ne pouvons pas fermer les yeux et dédaigner, dans nos classifications, des particularités de structure d'où résulte une aptitude sans pareille au travail; des moyens d'expression tels que l'écriture, qui ouvrent à la pensée un monde sans limites; enfin un mode supérieur de déterminisme conscient et raisonné, d'où résulte l'INVENTION. Le minéral croît; la plante vit; l'animal se meut; l'homme invente!

II. Il est vrai, les écoles nouvelles n'osent déjà plus assimiler l'homme au singe, ni même donner le singe pour ancêtre à l'homme. Pour les besoins de la cause, on a supposé l'*ancêtre commun*. Le type en est fourni par l'homme du Néenderthal, dont l'image hypothétique figurait aussi dans la même salle de l'Exposition, et qui avait comme signes distinctifs : un crâne de gorille, un humérus perforé et un tibia aplati; c'est lui qu'on appelle tantôt l'*anthropopithèque* et tantôt le *précurseur*, et auquel on donne pour patrie la *Lémurie*, un continent supposé submergé dont les îles de la Sonde seraient les débris. Mais c'est là une pure hypothèse, indigne de la science nouvelle. Et, d'ailleurs, ce « précurseur » parlait ou ne parlait pas. S'il parlait, c'était un homme; s'il ne parlait pas, c'était simplement un singe, et alors comment ses descendants en sont-ils arrivés à parler?

Le « précurseur » a eu cette bonne fortune d'être patronné par les chefs de l'école d'anthropologie de Paris, et il a fait son chemin dans la science d'une manière surprenante. C'est avec un sentiment pénible que nous transcrivons ici le nom de M. de Mortillet qui a bataillé au premier rang parmi ses patrons. Le savant anthropologiste essayait récemment d'établir sur des faits cette assertion purement hypothétique, dont nous avons plus d'une fois démontré l'arbitraire, que les cailloux taillés, dont l'existence est aujourd'hui à peu près universellement admise dans les terrains de l'époque tertiaire, ont été l'œuvre d'un singe. Il est fait abus, dans ce travail, de ce que les rhétoriciens appelaient, si notre mémoire est fidèle, pétition de principe; et nous avons fait maintes fois nos réserves sur l'évolution nouvelle que subit la doctrine évolutionniste. D'une part, rien ne prouve qu'il existât, à l'époque dont il s'agit, une espèce quelconque de singes capables de tailler des cailloux pour un usage industriel; d'autre part, rien ne prouve que l'homme n'existât pas, dès cette époque, avec des caractères, sinon absolument identiques, au moins ne différant que d'une manière insignifiante, au point de vue qui nous occupe, de ceux de l'homme actuel; enfin, rien n'établit l'existence d'un animal intermédiaire entre le singe et l'homme.

Et d'abord, comment expliquer que, d'après la différence d'aspect ou de gisement des cailloux tertiaires, on se hasarde à classer les êtres qui les ont taillés? Comment M. de Mortillet espère-t-il nous faire accepter les trois espèces d'anthropopithèques dénommés, d'après les savants qui ont trouvé les cailloux : *Anthropopithecus Bourgeoisii*, pour les cailloux de Thenay, les plus anciens; *A. Ramesii*, pour ceux du Cantal; *A. Ribeirosianus*, pour ceux du Portugal? Quelle étrange méthode !

En réalité, le singe actuel est plus voisin du type humain que ne le sont ses ancêtres; rien n'autorise à attribuer à ceux-ci l'intelligence d'un tailleur de cailloux. Quant à l'anthropopithèque, on ne l'a vu nulle part; les plus anciens des singes se relient, non pas à l'homme, mais aux pachydermes; et si nous avons une souche commune avec les singes, c'est au delà des pachydermes qu'il faut la chercher. Voilà ce qu'il ne faut pas oublier; et l'on ne se douterait pas que ce sont là des faits admis de l'auteur lui-même du travail que nous critiquons.

M. Hovelacque, lorsqu'il reconstituait « notre ancêtre » (28), en rassemblant des éléments recueillis un peu partout. les uns dans les collections paléontologiques, les autres dans le domaine purement conjectural, a donné une base à ces conceptions d'anthropopithèques de différentes espèces; mais c'est là une création fantaisiste, n'allons-nous pas bientôt la prendre pour une réalité? Les types de Mortillet valent ce que vaut le type ancestral d'Hovelacque, ni plus ni moins; et que dirait-on de Cuvier, traité souvent sans trop de respect, dans les coulisses de l'école, s'il avait eu cette audace de déduire de la forme ou du gisement d'un outil de pierre, le type de l'ouvrier qui l'a taillé ou s'en est servi? M. de Mortillet est cependant allé au delà, puisqu'il conclut des petites dimensions des silex de Thenay à la petite taille de son *A. Bourgeoisii.* C'est comme si l'on disait que le maçon qui manie la brique est plus grand ou plus petit que celui qui taille des blocs de granit.

Les singes existaient certainement à l'époque tertiaire; mais cette époque représente une durée immense. Entre les dépôts géologiques contemporains et le terrain éocène, qui comprend les plus anciens dépôts tertiaires, il y a toute une série d'étages dont chacun a sa faune et sa flore distinctes. Avant d'atteindre la couche dans laquelle M. Bourgeois a trouvé les silex taillés les plus anciens, et qui se rapporte à ce qu'on appelle le miocène moyen, il y a l'âge du renne, le plus près de nous, puis l'âge du diluvium, qui a succédé lui-même à une longue période glaciaire; au-dessous de ces dépôts glaciaires, on trouve ce qu'on appelle l'époque des *forest-bed* de Cromer, au-dessus de laquelle s'étagent les faunes pliocènes du Coupet, de Solilhac, de Perrier; la faune du pliocène inférieur de Montpellier, et, enfin, la faune du miocène supérieur du Léberon, de Pikermi, d'Eppelsheim, visiblement différentes d'ailleurs de celles des calcaires de la Beauce ou du miocène moyen où ont été trouvés les silex de M. Bourgeois (29).

Or, les vrais singes n'apparaissent que dans le miocène supérieur. Les débris trouvés au-dessous sont restés indéterminés : les uns sont rapportés à des pachydermes : tel est le *Macacus eocenius*, l'éopithèque ou singe-aurore d'Owen, les autres sont ou des pachydermes ou des lémuriens. Ceux qui sont le mieux déterminés sont le *Mesopithecus Pentelici*, du miocène supérieur, intermédiaire entre le semnopithèque et le gibbon, le *Pliopithecus antiquus*, le premier anthropomorphe trouvé dans ce terrain par Lartet en 1837 et le *Dryopithecus*, que M. Fontan y découvrit également, en 1856.

Au sujet de ce dernier, M. Gaudry, dans son remarquable ouvrage sur les mammifères tertiaires (29), a laissé échapper une phrase malheureuse, que nos anthropologistes ont complaisamment exploitée. « S'il venait à être démontré, dit-il, que les silex des calcaires de la Beauce recueillis par M. Bourgeois ont été taillés, l'idée la plus naturelle qui se présenterait à mon esprit serait qu'ils ont été taillés par le *Dryopithecus*. » Nous avons fait remarquer, à l'époque où parut l'ouvrage, et le premier sans doute, ce qu'il y avait de contradictoire dans cette hypothèse qui attribuait des outils du miocène moyen à un singe qui n'apparaît que longtemps après dans le miocène supérieur, séparé du premier, de l'aveu de M. Gaudry lui-même, par un immense intervalle. M. de Mortillet s'est aperçu à son tour de ce lapsus de l'éminent paléontologiste ; mais le paradoxe a déjà fait le tour de la science et c'est encore l'un des plus sérieux arguments de l'école.

Puisque M. de Mortillet a parlé, c'en est fait désormais, croyons-nous, de la réputation artistique du

Dryopithecus dont on ne possède d'ailleurs qu'une mâchoire inférieure, dans laquelle on a trouvé de grandes analogies avec la mâchoire humaine. La vérité est que les dissemblances sont de celles qui séparent nettement le singe de l'homme. Pour tous les paléontologistes, le Dryopithecus est un singe auquel sa haute antiquité ne suffit pas pour qu'on lui attribue les facultés nécessaires pour la taille des cailloux, facultés qui font défaut aux anthropomorphes actuels, vivant dans notre voisinage et presque au contact de notre civilisation si envahissante. En tout cas, le Dryopithecus n'a pas, du moins, taillé les cailloux de Thenay.

Comment l'aurais-je fait, si je n'étais pas né ?

Au fond, le seul argument sérieux de la croyance transformiste aux anthropopithèques, c'est que, les faunes variant suivant les âges et les types d'une même espèce, apparaissant modifiées à chaque étage d'une manière sensible, il semble peu rationnel d'admettre que le type humain est resté immuable au milieu de ces modifications. L'homme, dit M. Gaudry, n'a pas de place dans une faune caractérisée par l'absence des mammifères qui sont ses contemporains aujourd'hui ; s'il existait à l'époque miocène, il est incroyable qu'il ait survécu à tous les mammifères de cet âge, éteints ou disparus aujourd'hui.

Mais cet argument n'a pas toute la force qu'il paraît avoir. La survivance d'un type paléontologique, coïncidant avec la disparition de certaines espèces, la régression de certaines autres, le perfectionnement de celles-ci, la permanence de celles-là, est au contraire un fait banal, dont la doctrine évolutionniste a dû tenir compte. Il est bien avéré que l'on retrouve chez l'homme actuel le type survivant de l'homme quaternaire, contemporain de mammifères transformés ou éteints ; pourquoi ce type n'eût-il pas existé à l'époque tertiaire ? Ce fait est très important; et M. Marsh le constatait récemment pour la faune préhistorique américaine. « Tous les débris humains fossiles appartiennent, dit-il, au genre bien caractérisé *homo;* et vraisemblablement à une seule espèce représentée aujourd'hui par l'Indien d'Amérique. »

Le précurseur de l'homme, l'anthropopithèque de nos anthropologistes est donc un être imaginaire. Nous n'avons aucune donnée même conjecturale qui nous permette de nous en faire une idée. En tout cas, ce précurseur de l'homme ne serait pas le précurseur des singes. Nous connaissons les « ancêtres » des singes; ce sont des lémuriens ou même des animaux du genre cochon, tels que le *Cebochœrus* de Gervais (*cebos*, singe; *choiros*, cochon) ; c'est donc là qu'il faut établir la parenté commune. A quand l'homme-cochon, ancêtre de l'homme-singe ?

III. Il n'est pas plus facile de rabaisser l'attitude humaine au type simien, que de redresser le singe sur ses pieds de derrière. Nous savons bien qu'on a beaucoup reproduit certains dessins d'Afrique où l'on trouve la figure d'un homme penché en avant, ainsi que l'interprétation qui donne cette attitude pour une réminiscence de celle de l'homme primitif.

C'est encore un lapsus : les dessins dont il s'agit sont dus à des artistes contemporains de la race des Boschimans, et le Dr Bordier qui les a le premier reproduits est étranger à cette interprétation (30). Les plus anciennes reproductions de l'attitude humaine la représentent nettement verticale. Celle qui est figurée dans la collection de MM. Lartet et Christy (31) est plutôt une attitude fatiguée qu'une attitude oblique. Le dessin est de l'âge du renne. Celui qui est reproduit dans l'ouvrage de M. Hamy (32) et qui représente un jeune homme chassant l'aurochs est plus démonstratif encore, et le développement des mollets est bien supérieur à ce qu'il est chez les nègres de nos jours. M. de Nadailhac, qui a rassemblé tous ces dessins connus dans son récent ouvrage (33), conclut avec M. de Quatrefages (1) que « l'homme quaternaire est toujours homme dans l'acception entière du mot. Toutes les fois que ses restes ont permis d'en juger, on a trouvé chez lui le pied, la main qui caractérisent notre espèce; la colonne vertébrale a montré la double courbure à laquelle Lawrence attachait une si haute importance et dont Serres faisait l'attribut du genre humain tel qu'il l'entendait. Plus on étudie et plus on s'assure que chaque os du squelette, depuis le plus volumineux jusqu'au plus petit, porte avec lui dans sa forme et dans ses proportions un certificat d'origine impossible à méconnaître. »

Cela n'empêche pas M. Haeckel d'être très affirmatif au sujet de l'attitude simiesque de l'ancêtre. Contrairement à ce que nous venons de voir, « ses jambes, suivant Haeckel, étaient sans mollets, la station n'était chez lui qu'à demi verticale et les genoux étaient fortement fléchis (35). »

C'est le cas d'examiner un point auquel on a attaché, dans tous les temps, une certaine importance. Le précurseur de l'homme avait-il une queue ? Darwin est parfaitement édifié à cet égard. « Les premiers ancêtres de l'homme, dit-il, avaient une queue desservie par des muscles propres (36). » M. Hovelacque trouve, au contraire, « peu probable que l'ancêtre immédiat de l'homme ait eu un rudiment de queue plus considérable que celui dont le coccyx nous offre la trace chez l'homme, chez le gorille, chez le chimpanzé et autres » ; et Broca a jugé d'ailleurs (34) que l'absence de queue doit être une conséquence de l'attitude verticale.

En définissant la queue « l'ensemble des vertèbres qui continuent l'axe vertébral, en arrière de l'insertion que les membres postérieurs prennent sur cet axe », cet organe peut disparaître chez les primates de trois manières différentes : « suivant que l'atrophie ou le défaut de développement porte à la fois et d'une manière à peu près proportionnelle sur les deux segments de l'appareil caudal (vraies caudales, continuant le rachis, et fausses caudales, s'étendant de l'extrémité de la queue jusqu'au point où s'arrête le canal rachidien) ; ou qu'il procède de l'extrémité de la queue vers sa base, en faisant disparaître tout à fait le second segment et en réduisant plus ou moins le premier sans le dénaturer ; ou enfin qu'il procède en sens inverse, en dénaturant le premier segment beaucoup plus que le segment terminal. Dans ce dernier cas, le premier segment élargi, aplati et devenu immobile se soude au sacrum et constitue le *sacrum supplémentaire*, tandis que les pièces du segment terminal, aplàties et élargies comme les précédentes, conservent leur mobilité et constituent le *coccyx*. » Le premier type n'a qu'une valeur purement descriptive et, dans ce cas, on peut « considérer l'anourie comme un caractère *indifférent* » (cynocéphale nègre, nycticèbe de Java, loris). « Le second type se distingue par des caractères anatomiques tout à fait décisifs. Il est la conséquence d'une cause inconnue, mais toute spéciale, qui perturbe profondément le développement de l'appareil caudal. Il a donc une valeur anatomique considérable ; mais, au point de vue de la zoologie générale et de la question de la série, il est indifférent, parce qu'il ne s'observe que chez le magot et parce qu'il n'est relié aux autres types par aucune forme intermédiaire. »

A nos yeux, un tel caractère, pour être indifférent au point de vue de la série, dans la doctrine transformiste, ne pouvait l'être au point de vue de la doctrine elle-même. C'est une des nombreuses observations anatomiques qui la mettent en échec, au contraire.

La queue de l'homme se rapporte, suivant Broca, au troisième type. Au point de vue anatomique, il est mieux caractérisé encore que le second ; et, de plus que lui, il a une signification zoologique établie par deux ordres de faits. D'une part, en effet, les modifications profondes des pièces caudales sont en rapport avec les fonctions d'un bassin adapté à l'attitude bipède... l'allongement du sacrum, conséquence de la soudure du premier segment caudal, permettant au muscle grand fessier d'étendre considérablement ses insertions fixes et d'acquérir la puissance remarquable qui facilite singulièrement la station verticale et la marche bipède... De sorte que les caractères propres à ces pièces devraient être considérés comme des *caractères de perfectionnement.* Et, d'autre part, ces caractères sont *sériaires*, puisqu'ils se rencontrent, sans aucune exception, dans toutes les espèces de la famille des anthropoïdes, et qu'ils s'atténuent quelque peu dans des espèces inférieures de cette famille, pour disparaître ensuite définitivement dans le reste de la série des primates. Ils réunissent donc les deux conditions auxquelles se reconnaissent les *caractères d'évolution* et acquièrent par là une importance zoologique qu'on a méconnue jusqu'à ce jour faute d'avoir distingué les divers modes de disparition de la queue... Il est digne de remarque que, de l'homme au dernier gibbon, le type de l'appareil sacro-coccygien ne s'atténue que faiblement et que, lorsqu'on passe des gibbons aux singes non anthropoïdes, on voit ce type faire place tout à coup à un type entièrement différent. Par ce caractère, comme par la plupart de ceux qui régissent l'attitude du corps dans la station et dans la marche, les anthropoïdes se trouvent donc beaucoup plus voisins de l'homme que des autres familles des primates (34). » Il faut donc renoncer à voir une prérogative humaine dans l'absence de queue apparente; mais il faut renoncer aussi à attribuer une queue à « l'ancêtre », lequel suivant toute vraisemblance était conformé comme nous et marchait de même.

Nous ne voyons pas, d'ailleurs, que la présence d'une queue soit incompatible avec l'attitude verticale. Les faunes de la mythologie portent très gaillardement leur queue rudimentaire ; et l'inutilité d'un organe n'entraîne pas sa disparition d'une manière aussi absolue que le voudrait l'utilitarisme transformiste. L'examen de la queue dans la série animale montre, au contraire, combien la nature a été capricieuse dans ses procédés et combien peu la forme de l'animal subit, dans ses variations, l'influence du milieu. Il est bien vrai que l'animal tire un merveilleux parti de ses ressources anatomiques dans le « combat » de l'existence; et que la fonction s'adapte instinctivement aux conditions de la vie; mais la doctrine de l'évolution exige que les transformations soient fatales quand le milieu change, ou, si l'on veut, que l'organe de l'animal se conforme à ses habitudes, dépendantes elles-mêmes du milieu.

Que nous partions de la définition de la queue citée plus haut, ou de celle du professeur Georges Mivart (38) pour qui « la queue doit s'entendre de la prolongation des parties osseuses du squelette, et des parties molles qui les enveloppent, en arrière de la cavité du corps et de la terminaison du canal alimentaire », il ne nous paraît pas que les lois du transformisme soient applicables à l'évolution de cet appendice.

Prenons, d'abord, les vertébrés aquatiques, poissons, batraciens, reptiles, oiseaux ou mammifères.

Tous les poissons ou à peu près ont la queue aplatie latéralement et constituée par l'implantation de rayons épineux sur une expansion osseuse de la colonne vertébrale. Cette conformation est éminemment favorable à la natation ; mais pourquoi la prolongation du canal vertébral dans le lobe supérieur de la nageoire caudale, disposition qui prédomine chez les poissons de la faune palæozoïque, appelés pour ce motif *hétérocerques*, va-t-elle en s'atténuant chez les poissons des terrains postérieurs au permien; et pourquoi persiste-t-elle, aujourd'hui, chez les esturgeons, les squales et leurs analogues? A quoi peut bien servir l'appendice filiforme qui prolonge le lobe supérieur de la queue de certaines loricaires; et pourquoi les céphaloptères ont-ils une queue aussi réduite? Quel paradoxe que d'avoir donné à l'hippocampe une queue préhensile, qui lui sert à peine à se suspendre aux algues, et qui eût été si utile à l'anabas et à ses analogues, dont une partie de la vie s'écoule hors de l'eau et, dit-on, sur des arbres éloignés de la rive? Enfin, si la queue horizontale de la baleine et des marsouins leur facilite les ascensions rapides à la surface de l'eau, où ils vont chercher l'air qui leur est nécessaire (38), pourquoi en avoir privé les phoques? Chez eux la queue est remplacée par une membrane interfémorale, comme chez les chauves-souris, à qui elle sert à la fois de gouvernail dans le vol et de poche *marsupiale* dans la parturition. S'explique-t-on mieux que la queue des salamandres disparaisse chez la grenouille, qui la possédait à l'état de têtard? S'il est vrai que la queue touffue soit si utile à certains animaux pour les préserver du froid et conserver leur chaleur, pendant leur sommeil (39), comment cette fourure de la queue est-elle répartie d'une manière si capricieuse dans toutes les faunes, du pôle à l'équateur? Quand l'on coupe longitudinalement la queue du lézard, chaque moitié de la queue incisée se complète au bout d'un certain temps; et cette reproduction se renouvelle sur chacune des queues adventices, à ce point qu'on a vu un lézard en porter jusqu'à seize. Quelle est la condition de milieu qui justifie cette prérogative, exclusive, je crois, à cet animal; car on ne l'a pas signalée chez d'autres?

La queue osseuse des oiseaux est rudimentaire. Chez aucun des oiseaux aquatiques elle ne sert à la natation. On conçoit, d'ailleurs, que la présence d'une queue osseuse analogue à celle des mammifères eût appesanti leur vol ; cependant l'*archéoptéryx* des temps secondaires avait un vol puissant et une queue osseuse colossale, relativement proportionnelle à celle de nos lézards. Ce qu'on appelle la queue chez les oiseaux mérite à peine ce nom, puisque cet appendice est constitué, chez eux, par les plumes qui surmontent la queue osseuse; cependant quel but utilitaire en rapport avec le milieu peut-on trouver à la queue ou à ce qu'on appelle ainsi, chez le paon, le paradisier, le ménure-lyre, etc...?

Nous voyons reparaître la queue préhensile chez

le caméléon, à qui elle est très utile, malgré la conformation particulière de ses pieds ; car, vu la lourdeur de ses mouvements, ce n'est pas trop de ce cinquième membre pour le préserver des chutes. Mais, chose singulière ! une espèce de caméléon récemment décrite par le Dr Gunther est dépourvue de queue prenante. Il est vrai qu'il est pourvu de griffes, dont sont privés les autres caméléons ; mais si l'on peut voir dans cette substitution d'organe un fait d'adaptation, elle prouve également que la nature varie les formes spécifiques, sans subir les conditions du milieu.

On a dit que l'existence d'une queue prenante était liée à la vie de forêt, et c'est ainsi que l'on explique cette particularité de conformation chez les singes d'Amérique. Mais pourquoi donc la queue prenante n'est-elle pas aussi judicieusement adaptée chez tous les singes du Nouveau-Continent ; et pourquoi les singes d'Afrique ou d'Asie en sont-ils dépourvus, quoique les forêts y soient aussi touffues et les arbres aussi élevés qu'au Brésil ou dans les Guyanes? Comment les plus intelligents des singes : les gibbons, les orangs, les gorilles et les chimpanzés, qui n'ont pas su atteindre à notre notion du langage, n'ont-ils pas su davantage garder la queue de leurs ancêtres et s'en faire un organe préhensile, à l'instar de leurs parents d'Amérique ?

Chez le cheirogale de Madagascar la queue sert à emmagasiner de la graisse, que l'animal consomme dans l'état d'hibernation ; nous ne voyons rien de pareil chez la marmotte. Le castor a une queue nue particulièrement épaisse ; or, on ne lui a pas trouvé d'autre usage authentique que celui de battre l'eau pour donner l'alarme à tous ses congénères à l'approche de l'ennemi. Chez beaucoup de mammifères, comme chez le chien, la queue peut passer pour un organe d'expression ; et voilà qu'elle manque tout à coup chez certaines espèces, comme chez le chat de l'île de Man, sans raison appréciable. Il est vrai que, pour ce rôle, le volume est indifférent, témoin le porc et les ruminants. Comparez la queue de l'écureuil et celle du cheval ; quelle utilité leur trouvez-vous ? Chez le pangolin et ses analogues, la queue est-elle en rapport avec le rôle qu'on lui attribue dans l'acte de grimper ? Pourquoi ne trouve-t-on parmi les édentés que le fourmilier didactyle ; parmi les rongeurs que le coendou, qui aient la queue prenante ? Pourquoi est-ce le kanguroo, un marsupial, qui reproduit les fonctions de la queue du mégathérium ou du mylodon fossiles, plutôt que les paresseux qui s'en rapprochent le plus, anatomiquement ?

Nous pourrions étendre indéfiniment cette critique ; mais nous pensons avoir prouvé surabondamment que la nature ne semble avoir eu d'autre but, en variant les formes de la queue, que celui de diversifier les espèces, et nous croyons qu'il est impossible de voir dans les transformations de cet organe rien qui ressemble à une évolution progressive, non plus qu'à une régression. On trouverait les mêmes inconséquences en examinant de près chacun des organes dans la série animale ; mais les détails qui précèdent n'étaient pas inutiles pour démontrer combien sont hasardées les théories darwinistes au sujet de l'ancêtre humain et des origines de l'attitude verticale. Force est bien de reconnaître que, partout où on le retrouve, l'homme se tient debout dans l'attitude la plus favorable au travail : *Homo nascitur ad laborem et avis ad volatum.*

Ceci posé, nous pouvons entrer en matière et étudier l'attitude humaine dans son mécanisme et dans ses modalités.

L'ATTITUDE DE L'HOMME

PREMIÈRE PARTIE

L'ÉQUILIBRE.

> Fortitudo ejus in lumbis ejus.
> (JOB, XL, 11).

L'attitude verticale de l'homme se coordonne, comme celle des animaux, en vue de l'équilibre; mais elle se subordonne bien plus directement, chez lui, à l'acte qui s'accomplit, en même temps qu'elle concourt à l'expression.

A tout prendre, la verticalité est surtout avantageuse en ce qu'elle affranchit les membres en vue du travail, et ce genre d'attitude se distingue par l'aptitude au travail qui en résulte pour l'homme, beaucoup plus que par les particularités d'équilibre ou d'expression qui la spécialisent.

Dans tous les cas, nous ne pouvons nous représenter l'attitude autrement qu'active. C'est à tort que les dictionnaires font dériver ce mot du latin *aptitudo*, en passant par l'italien *attitudine*, qui a les deux sens d'*attitude* et d'*aptitude*. Les Espagnols ont, comme nous, deux mots : *aptitud*, pour traduire *aptitude ;* et *actitud*, pour traduire *attitude*. Il pourrait se faire que l'on retrouvât dans l'ancien latin le mot *actitudo*, dont les allures latines sont évidentes et que les Espagnols auraient conservé tel quel, tandis que les Italiens auraient été entraînés par le génie de leur langue à le transformer en *attitudine*. Nous l'aurions emprunté sous cette dernière forme à la langue italienne, tout en conservant le mot *aptitude* que les Italiens avaient déjà transformé de la même manière et pour les mêmes raisons en *attitudine*.

Une autre étymologie non moins satisfaisante serait formée par un rapprochement avec les mots *ad stare*.

Dans l'usage, le sens du mot se confond dans ceux de *port*, *maintien*, *démarche*, *allure;* en physiognomonie, le *geste* et la *prosopose* ou *physionomie*, se distinguent de l'attitude, bien qu'ils concourent, dans une certaine mesure, à son expression générale; cette distinction, qui n'a en physiologie qu'une importance secondaire, ressortira d'elle-même de tout ce qui va suivre.

C'est par une altération de la signification primitive du mot que l'on dit aujourd'hui : l'attitude du cadavre, l'attitude du sommeil; puisque, dans ces deux états, le sommeil ou la mort, l'activité qui préside aux mouvements d'ensemble du corps est, de l'aveu de tout le monde, suspendue ou abolie ; et nous croyons avoir défini justement l'attitude :

l'aspect d'ensemble du corps, adapté pour l'équilibre, l'action ou l'expression (3).

On classe différemment les attitudes, suivant le point de vue auquel on se place.

D'une manière générale, on peut distinguer : 1° les attitudes *de repos ;* 2° les attitudes d'*action.*

Au point de vue de l'acte en lui-même, on peut distinguer : 1° les attitudes d'*équilibration ;* 2° les attitudes de *travail ;* 3° les attitudes d'*expression.*

Au point de vue mécanique : 1° les attitudes *normales ;* 2° les attitudes *compensatrices ;* 3° les attitudes *forcées ;* 4° les attitudes *vicieuses.*

Au point de vue de la direction : 1° l'attitude *verticale*, atténuée dans la *station hanchée*, exagérée dans l'*attitude militaire ;* 2° l'attitude *à genoux* (*génustation*); 3° l'attitude *assise* (*session*); 4° l'attitude *accroupie ;* 5° l'attitude *couchée* ou de *décubitus.*

Au point de vue de la durée pendant laquelle elle est maintenue, il y a une certaine importance, en hygiène, à distinguer : 1° les attitudes *temporaires ;* 2° les attitudes *permanentes.*

Au point de vue orthopédique, Bouvier (4) distingue : 1° les attitudes *physiologiques*, sans cesse variables, qui se lient à l'exercice des différents actes fonctionnels ; 2° les attitudes *habituelles*, diverses suivant les individus, quoique normales comme les précédentes, et résultant de l'organisation de chacun, ainsi que de la répétition fréquente de certains mouvements ; et 3° les attitudes *vicieuses*, plus éloignées du type régulier, et déterminées tantôt par des causes physiologiques, tantôt par la mauvaise direction que la volonté ou des impulsions instinctives impriment à l'action du système musculaire. »

L'adaptation qui détermine l'attitude ne diffère pas essentiellement chez l'homme et les animaux. Chez tous, elle nécessite un effort, qui n'existe ni dans le cadavre, ni chez l'homme endormi.

Le cadavre repose sur le sol dans les conditions d'équilibre d'un corps inerte. Ces conditions sont que l'action de la gravité sur le corps soit directement combattue par une action inverse, de telle sorte que partout où la pesanteur trouve un point d'application pour le mouvoir, elle trouve une résistance qui la neutralise. Cette inertie du cadavre n'a, nulle part, été mieux rendue que dans *le Christ mort* du Poussin, car beaucoup de peintres ont fait plus expressive que de raison l'attitude du cadavre. Suivant la remarque de Dechambre (5), c'est dans ces sortes de sujets que les artistes échouent le plus souvent. « On peut le voir surtout dans les Pitiés (improprement appelées Piétés), où presque toujours l'inertie de la tête penchée sur l'épaule, ou tombant sur le devant de la poitrine, contraste avec la contraction des principaux muscles ; et où le corps, attaché aux mains et aux pieds, reste droit entre ces deux points d'appui, au lieu de s'affaisser vers le milieu. » Il est vrai que, en ceci comme en toutes choses, la nature n'est pas le meilleur guide des artistes, pour ce qui regarde l'expression. Il faut qu'ils en connaissent les lois et, autant que possible, qu'ils s'y conforment ; mais, en réalité, loin d'en être les esclaves, c'est à d'autres sources qu'ils puisent leurs inspirations. Toute l'œuvre du Poussin, de Raphaël, de Michel-Ange, est là pour en témoigner.

Ce qui distingue le sommeil de la mort, à cet

égard, c'est que, dans le sommeil, le corps n'a pas perdu l'élasticité vivante des ligaments, des muscles, de la peau, qui, maintenant en présence des surfaces articulaires dans toutes les jointures, met à profit certaines dispositions de la charpente osseuse du corps, disposée à cet effet, en vue d'atténuer l'effort nécessaire à l'équilibre.

Ces dispositions sont telles précisément que cet effort a longtemps été jugé inutile à l'équilibre et que beaucoup de physiologistes le contestent encore aujourd'hui. Cependant il est évident dès le moment où le dormeur relève sa tête sur l'oreiller, au premier réveil, moment que Michel-Ange a voulu saisir dans la fresque du Vatican où il représente *Dieu animant l'homme.* Un déplacement, si peu étendu qu'il soit, du centre de gravité constitue le corps à l'état d'effort ; et cet effort devient indispensable assurément pour que l'homme se dresse ensuite sur ses pieds et pour qu'il s'y maintienne.

Le décubitus dorsal, chez l'homme, le décubitus sternal, sterno-costal ou latéral, chez les animaux, est un état de repos de l'attitude où l'appareil chargé de l'équilibration cesse de fonctionner ; mais le sommeil est le repos complet, que Maine de Biran (6) fait précisément consister dans la « suspension de l'état d'effort ». Ce n'est plus ici le repos de la seule fonction d'équilibration, c'est le repos de l'appareil coordinateur d'où résultent les mouvements d'ensemble.

Le décubitus dorsal est presque exclusif à l'homme ; « la position que prennent les animaux en se couchant est extrêmement variée ; les modifications qu'elle présente permettent de distinguer trois espèces principales de décubitus, savoir : le décubitus sternal, sterno-costal et le décubitus latéral, comprenant plusieurs variétés... L'attitude du décubitus n'est pas également fréquente ni prolongée dans toutes les espèces. Les carnassiers, les ruminants se couchent très souvent, surtout après le repas ; le cheval et les autres solipèdes, à de rares intervalles ; l'éléphant peut rester debout pendant des mois entiers (7). » Quant à l'homme, on sait combien est impérieux, chez lui, le besoin du décubitus, qui se confond avec le besoin de repos et de sommeil, et qui ne s'accomplit jamais chez nous (exceptionnellement chez les animaux) dans la station debout.

Nous avons à étudier chez l'homme :

1° Les éléments par le concours desquels se constitue l'attitude ;

2° L'association de ces éléments dans la coordination de l'attitude.

CHAPITRE PREMIER

ÉLÉMENTS DE L'ATTITUDE

D'une manière générale, l'attitude, comme nous le savons, se subordonne à l'équilibre, qui, pour le corps de l'homme et de la plupart des animaux, est un équilibre instable, dont les conditions mécaniques sont que la verticale de gravité tombe dans l'aire de la base de sustentation, le centre de gravité étant plus élevé que cette base.

Dans le cas d'une colonne rigide, ces conditions

sont suffisantes pour le maintien de l'équilibre ; mais, chez les êtres animés, la fonction de l'équilibration est plus compliquée.

Le port de la plante, malgré la fixité de la base, semble déjà contredire à cette loi. L'accroissement dans une direction centrifuge, la verticalité maintenue, alors que les feuilles, les fleurs ou les fruits, en surchargeant les parties supérieures du système, font porter la ligne de gravité en dehors de l'aire de la base ; le redressement du pédoncule ou du pétiole, élevant le centre de gravité d'une quantité souvent notable dans les alternatives du sommeil ou du réveil périodique de la plante ; toutes ces conditions d'équilibre *paradoxal* ne peuvent s'établir sans l'intervention d'une force d'élasticité particulière, qui se développe dans le tissu végétal pour lutter contre la pesanteur. Mais l'évolution des sucs végétaux dans les vaisseaux et les cellules sous l'influence de la lumière ou de la chaleur, qui en modifient les qualités physiques ou chimiques, rendrait suffisamment raison de ces phénomènes, dans lesquels le végétal représente un ressort alternativement tendu ou relâché.

Chez l'animal, les conditions de la vie végétative modifient, de même, et plus fréquemment encore, le volume et le rapport de gravité des parties ; mais ces modifications sont insignifiantes, comparées à celles qui résultent des actes de la vie de relation, dans lesquels changent à chaque instant et la situation du centre de gravité et l'aire de la base. L'intervention d'une force intrinsèque opposée à la pesanteur est ici bien plus nécessaire ; et le défaut de continuité de la charpente animale fait supposer, même chez les quadrupèdes, un mécanisme plus compliqué.

Toutefois, l'on a cru pendant longtemps et plusieurs croient encore aujourd'hui que l'élasticité des ligaments et des cartilages qui séparent ou joignent les différentes parties du squelette pouvait suppléer cette force. La propriété de ces corps élastiques est bien, en effet, de résister dans une certaine mesure aux tractions et aux pressions exercées sur eux ; et l'on conçoit que la rigidité de la tige vertébrale, par exemple, soit assurée dans les limites où les ligaments et les disques intervertébraux cèdent ou résistent à ces efforts. Si, dans ces conditions, la verticale de gravité tombait toujours dans l'aire de la base, l'équilibre serait assuré mécaniquement pour la colonne vertébrale, comme pour un solide inanimé ; et, pour le corps tout entier, il suffirait, pour maintenir l'équilibre sans l'intervention d'une force active, que l'élasticité ligamenteuse limitât les déplacements du centre de gravité, de manière que la verticale ne puisse sortir de l'aire de la base. On comprend, à la simple vue, qu'il n'en est pas ainsi ; et aucun physiologiste n'entend, aujourd'hui, la question de la sorte.

Pour comprendre le mécanisme de l'attitude, il faut savoir :

1° Comment se constitue la base de sustentation dans toutes les circonstances ;

2° Comment se déplace le centre de gravité ;

3° Comment se maintient la rigidité des supports ;

4° Quel est le rôle du système musculaire dans le jeu de l'appareil ;

5° Quelle est l'influence du système nerveux sur l'équilibre et sur l'attitude.

Base de sustentation.

La délimitation de la base de sustentation varie suivant l'attitude.

Le *pied* de l'homme est spécialement conformé pour la station verticale. Il est articulé à angle droit sur la jambe ; le tarse a moins de mobilité et de moindres dimensions relatives que chez les singes supérieurs ; le talon offre une saillie moins prononcée et représente un bras de levier plus court, ce qui annonce déjà que la marche et non le saut sera l'allure normale ; les orteils ont moins de longueur, et ne sont que des doigts atrophiés, même chez les sauvages ; le pouce n'est absolument pas opposable, tandis que son écartement, chez le gorille, permet à cet animal, sinon l'opposition proprement dite aux autres doigts, tout au moins une position relative qui rend possibles des efforts antagonistes ; enfin, la plante du pied, quoique posant carrément sur le sol, offre généralement un certain degré de voussure, nécessaire à la protection des vaisseaux et des nerfs, dans la station habituelle, où le poids du corps porte tout entier sur elle, sans qu'aucune autre partie du corps puisse prendre une part de la pression qu'elle subit.

C'est dans la station verticale *à un pied*, exceptionnelle chez l'homme, normale chez un grand nombre d'oiseaux, que l'aire de la base de sustentation est le plus réduite.

Dans l'attitude *militaire*, les talons joints et les pointes des pieds écartées, son aire se mesure par l'écartement des pointes des pieds ; et l'agrandissement de l'écart agrandit l'aire dans les autres modes de station verticale à deux pieds et dans l'attitude accroupie.

Dans la station *hanchée*, que l'on peut considérer comme l'attitude naturelle de l'homme debout, et dans laquelle le tronc appuie directement sur l'un des membres placés dans l'extension, l'autre reposant, à demi fléchi, sur le sol, la base de sustentation figure un trapèze irrégulier.

Dans la position *assise*, la base de sustentation est délimitée par les tubérosités ischiatiques reposant sur le siège ; et, la plupart du temps, les pieds appuyant sur le sol l'élargissent en avant. Lorsque le dos s'appuie au dossier du siège, la base s'élargit encore jusques au pied de la verticale abaissée du point d'appui du dos vers le sol.

Dans l'attitude *agenouillée*, la base est délimitée par les genoux et les pointes des pieds, soit que les cuisses demeurent fléchies à angle droit sur les jambes, soit que les ischions reposent sur les talons, ce qui est la position la plus commune. Lorsque les coudes s'appuient sur un prie-Dieu, la base s'agrandit de l'espace compris entre les genoux et la verticale abaissée des coudes.

La base de sustentation est généralement rectangulaire ou trapézoïde chez les quadrupèdes, les insectes, etc., et se délimite par les points d'appui des membres sur le sol.

Centre de gravité.

Chez l'homme, le centre de gravité du corps entier est situé dans un plan perpendiculaire à l'axe du corps et qui diviserait la dernière vertèbre lombaire, vers la moitié de son corps, c'est-à-dire à une hauteur de 1 centimètre environ au-dessus du promontoire (8). « On a reconnu par des expériences précises, dit M. Giraud-Teulon, que la distribution de sa masse en poids égaux relativement à un plan vertical, qui couperait le corps humain en deux parties, l'une antérieure, l'autre postérieure, se ferait suivant un plan qui passerait par le trou occipital, couperait les quatre premières vertèbres supérieures, les quatre premières lombaires, en passant, enfin, par l'axe de suspension du tronc sur les têtes fémorales. D'autre part, la symétrie droite et gauche du corps lui assigne un plan médian vertical, qui comprend tous les centres de symétrie; ce plan comprend donc aussi le centre de gravité, qui dès lors se trouve au point d'intersection commune de ses trois plans (7). »

Le centre de gravité du tronc séparé des membres inférieurs se trouve situé, suivant Wéber, dans un plan horizontal passant par la base de l'appendice xyphoïde (9).

Le centre de gravité de la tête n'a pas été déterminé d'une façon précise. D'après les frères Wéber (9), quand elle est très droite, de façon que la face soit dirigée en avant, et aussi un peu en haut, ce centre de gravité est contenu dans le plan vertical qui passe par les centres des mouvements des deux condyles de l'occipital. Il faut remarquer, toutefois, que cette position est une position d'effort, ce qui ferait reporter le centre de gravité de la tête en avant des condyles de l'occipital; et, quand cesse l'effort qui la maintient en équilibre, elle tend à tomber en avant jusqu'à ce que le menton arrive à toucher la poitrine.

Chez les quadrupèdes, le centre de gravité paraît fixé également vers les limites inférieures du tronc, dans une situation rapprochée des membres antérieurs (10). Celui de la masse antérieure, relativement prépondérant, est situé, chez le cheval, plus ou moins près de la verticale passant par le garrot (septième cervicale) (7).

Il en est de même chez les bipèdes, soit que le corps se maintienne horizontal, comme chez les gallinacés, soit qu'il se rapproche de la verticale, comme chez l'aigle ou le manchot; et il faut admettre que, dans ces deux variétés d'attitude, la situation du centre de gravité par rapport à la base de sustentation ne diffère pas sensiblement. Cependant la situation du centre de gravité sur un plan antérieur aux limites de la base de sustentation a sa raison d'être chez les oiseaux percheurs. En général, « le centre de gravité de l'oiseau est naturellement situé un peu en arrière de la ligne verticale qui passerait par le milieu de son axe de suspension interglénoïdien. Cette disposition répond parfaitement au sens de la résistance de l'air, dont la réaction dans le vol horizontal doit servir de support à ce centre, en le repoussant en haut et en arrière (7). »

Chez l'insecte, le centre de gravité, pendant la station, est placé à la base de l'abdomen ou dans la partie postérieure du thorax, c'est-à-dire vers le milieu du corps. Pendant la marche, il se déplace d'une quantité presque inappréciable; enfin, pendant le vol et la natation, il oscille autour d'une position moyenne, qui correspond soit à l'entre-croisement de la courbe en huit que décrivent les ailes, soit à la situation des pattes natatoires au milieu de leur course. Dans la plupart des insectes observés par M. Plateau (11), le centre de gravité était placé au niveau des trochanters de la troisième paire de pieds ou même dans les premiers anneaux de l'abdomen, tandis que dans plusieurs animaux supérieurs, et notamment dans le cheval (10), il est plus voisin des membres antérieurs.

Déplacements du centre de gravité. — Plusieurs conditions déplacent le centre de gravité dans l'état normal.

C'est d'abord l'état de plénitude ou de vacuité des viscères abdominaux et de l'estomac en particulier. Mais cette cause de déplacement est, en réalité, de peu d'importance; l'estomac se trouvant situé dans la concavité antérieure de la courbure dorsale, son centre de gravité propre sera toujours situé dans le plan vertical, que nous avons vu couper les quatre premières cervicales et les quatre premières lombaires.

Il en est de même de l'utérus, dans les trois ou quatre premiers mois de la grossesse. Il occupe, à cette époque, la concavité du bassin ; et ce n'est qu'après avoir dépassé le pubis, quand il distend l'abdomen et fait proéminer sa paroi antérieure, qu'il déplace le centre de gravité et le porte en avant d'une quantité notable.

Dans le port des fardeaux sur le ventre, le déplacement est plus considérable encore. Il est moindre quand la surcharge se fait sur la tête ou les épaules. Les surcharges sur les hanches ou le dos produisent un effet intermédiaire entre les précédents.

Dans les professions à traction, le centre de gravité se déplace de lui-même, dans une direction inverse de celle de la résistance à mouvoir, dont la force s'ajoute alors à celle de la pesanteur ou se combine avec elle.

Le déplacement dans la locomotion est plus complexe.

Dans la reptation latérale, telle qu'elle se rencontre chez les ophidiens, il n'a lieu que dans la direction du mouvement. Les actions de la pesanteur se décomposent d'ailleurs, chez les reptiles en général, comme dans le décubitus horizontal de l'homme. Dans la reptation des annelés arpenteurs le sens du déplacement se confond de même avec la direction générale du transport de l'animal.

On peut en dire autant de la marche des quadrupèdes.

Chez les oiseaux et les poissons, l'équilibre se complique de la force de résistance du milieu dans le vol et la natation; mais le point d'insertion des organes locomoteurs, ailes ou nageoires, est plutôt supérieur qu'inférieur à la situation du centre de gravité; l'équilibre de ces animaux dans les mouvements de la locomotion se rapproche des conditions de l'équilibre stable ou indifférent; et, dans les déplacements de la totalité du corps, déplacements qui sont si étendus et si rapides, il est en réalité fort peu compromis.

Chez l'homme, dans la marche sur un plan horizontal, les déplacements du centre de gravité se décomposent en trois mouvements : l'un, en ligne droite, qui est mesuré par l'étendue du pas; l'autre « suivant la verticale, qui est de 30 à 32 millimètres environ entre son point le plus élevé et son point le plus bas; » le troisième latéral. « La situation la plus inférieure du centre de gravité correspond aux environs du moment où la jambe postérieure va quitter le sol et où l'inférieure va le rencontrer. Que les pas soient longs, qu'ils soient courts, ces deux oscillations demeurent comprises approximativement dans les mêmes limites. Seulement, dans les pas longs, les deux plans horizontaux, distants de 32 millimètres, entre lesquels s'opèrent les oscillations, sont plus rapprochés du sol que pendant les pas courts, et d'autant plus que le pas est plus long... En même temps qu'il oscille de haut en bas et de bas en haut et qu'il se porte en avant, le centre de gravité est porté du côté de la jambe appuyée, pendant les trois premiers quarts du pas, approximativement, pour passer sur l'autre, au moment où elle arrivera à l'appui... En résumé, le centre de gravité, qui parcourt, durant un pas et *d'avant en arrière*, l'espace que mesure ce pas, est en même temps, dès le début de la période, porté *en haut et en dedans* pour revenir à la hauteur initiale à la fin de cette période (7). »

Dans la course, le mouvement vertical et le mouvement latéral sont atténués, tandis que le mouvement d'avant en arrière est accusé davantage.

Dans le saut, le mouvement latéral est presque nul, les autres s'exagèrent l'un ou l'autre selon la direction du saut.

Dans la marche en montant, le centre de gravité s'abaisse d'abord quand la jambe antérieure se porte en avant, et s'élève ensuite quand, de la flexion, cette jambe passe à l'extension. Le mouvement en avant se combine avec le mouvement en hauteur, et la résultante mesure l'étendue du pas.

Dans la marche en descendant, le centre de gravité oscille un peu en arrière, en même temps qu'il s'abaisse et qu'il se porte d'avant en arrière de l'étendue du pas.

Dans certains mouvements sur place des quadrupèdes, tels que le *cabrer* et la *ruade*, le centre de gravité subit aussi des déplacements plus complexes que ne semble l'exiger le sens général du mouvement. Dans la ruade, l'ascension est faible à cause de la situation du centre de gravité au voisinage du train antérieur; le mouvement en avant est également peu prononcé. Dans le cabrer, le centre de gravité se porte en arrière, en même temps qu'il se porte en haut.

Conditions mécaniques de l'équilibration.

L'attitude se subordonne d'une manière générale à la situation et aux déplacements du centre de gravité. Mais tous les déplacements naturels que nous venons d'énumérer sont si bien prévus dans le plan de la construction de la charpente osseuse de l'animal, que l'attitude s'établit mécaniquement, pour ainsi dire, dans chaque situation de ce centre. S'ensuit-il que l'équilibre soit, dans tous ces cas, purement mécanique et qu'une fois le centre de gravité fixé dans une situation normale, les dispositions anatomiques des leviers osseux suffisent à l'y maintenir, sans l'intervention des forces actives qui représentent les muscles ? Nous verrons que non, quoiqu'il soit évident que ces leviers sont disposés et organisés de manière à désintéresser autant que possible le système musculaire de l'équilibration.

On aurait tort de croire que l'équilibration exige, chez l'homme, des appareils et des fonctions spécialement établis en vue de la verticalité de son attitude. Au contraire, les leviers ni leurs moyens d'union ne diffèrent pas essentiellement chez l'homme et l'animal.

1. Dans la station quadrupède, l'équilibre, il est vrai, paraît élémentaire. Cependant, il s'en faut que les quatre tiges qui supportent l'animal aient la rectitude ni même la rigidité des pieds d'une table. La transmission des chocs, dans la course et dans le saut, eût été trop directe dans ces conditions. La demi-flexion, limitée par des ligaments suffisamment puissants, a précisément pour effet d'amortir les chocs, en même temps qu'elle développe l'aptitude au saut et tient l'animal toujours prêt pour la fuite. En parcourant la série des quadrupèdes, depuis l'éléphant jusqu'à l'écureuil ou la gerboise, on remarque, en effet, que le degré de rectitude des supports est en raison inverse de l'agilité.

Mais on remarque aussi que cette flexion s'exagère, au moment de la fuite ou du saut ; ce qui démontre que les ligaments n'avaient pas atteint la limite de leur extension, dans l'attitude habituelle ; en outre, la station debout, qui est normale chez les solipèdes ou les ruminants, est plus difficilement maintenue chez des animaux plus agiles, tels que les carnassiers, ou même les singes, dont la pose favorite est l'attitude accroupie. On peut en conclure que ce ne sont pas les ligaments seuls qui assurent la rigidité des supports ; l'élément musculaire aussi élastique et, de plus, contractile, paraît seul capable de cette tension graduée.

Même chez les solipèdes ou les ruminants, quel est le ligament qui pourrait à la fois maintenir la tête à la hauteur où certains de ces animaux la portent dans l'attitude ordinaire, tout en lui permettant de l'abaisser jusqu'au sol pour y saisir sa pâture ? Et peut-on expliquer par un relâchement de l'élasticité ligamenteuse la tête basse du cheval de fiacre contrastant avec le port altier du cheval de guerre ?

Chez les oiseaux percheurs et les échassiers l'appareil ligamenteux semble suffire à assurer l'attitude verticale pendant le sommeil, par l'effet de certains détails de structure particuliers à ces animaux. La flexion des orteils qui saisissent si énergiquement la branche, chez les percheurs, paraît se produire tout à fait mécaniquement, et les tendons fléchisseurs semblent agir, pour cet effet, comme de simples lanières élastiques. La disposition qui détermine ce résultat est des plus simples. Les muscles fléchisseurs des orteils envoient une insertion sur le fémur, en passant sur les convexités des articulations. Le poids du corps, dont le centre de gravité est situé en avant des têtes fémorales, tend à exagérer la flexion et à tendre les fibres musculaires ou tendineuses qui fléchissent les orteils ; et il suffit que la verticale de gravité tombe un peu en arrière de l'aire des pieds ou du pied qui saisit la branche, pour que l'équilibre soit assuré indéfiniment.

Cependant, quoique l'élasticité des ligaments semble avoir atteint son maximum de tension dans l'attitude droite, on peut remarquer que l'oiseau abaisse encore la totalité de son corps, en fléchissant davantage les membres, quand il va prendre son essor.

Chez les échassiers, le mécanisme est plus compliqué. Quand l'animal varie son attitude, les ligaments se déplacent, mais les puissances musculaires paraissent n'intervenir encore que pour varier l'attitude.

II. Chez l'homme, les dispositions des leviers et l'élasticité ligamenteuse peuvent, de même, sembler suffisantes pour maintenir l'équilibre dans la station verticale sans l'intervention musculaire.

Il est vrai que le mécanisme de cette attitude singulière est merveilleusement simple et que tout y concourt dans le plan de la charpente humaine ; mais nous verrons que l'intervention musculaire contribue à simplifier plutôt qu'à compliquer ce mécanisme.

Les supports du système sont représentés par la tige fémoro-tibiale, brisée au genou, articulée à angle droit avec le pied et offrant, au niveau des têtes fémorales, un axe de rotation sur lequel oscille la ceinture osseuse du bassin. Sur la base inclinée du sacrum repose la colonne vertébrale, dont les courbures alternatives corrigent cette inclinaison et se compensent l'une par l'autre ; enfin au sommet de la pyramide vertébrale se balance la tête, dont le centre de gravité est placé sur un plan antérieur à l'axe de rotation intercondylien.

Au genou, la rigidité de la tige est parfaite, dès que l'extension est opérée. Le mouvement de rotation que possède exceptionnellement cette charnière, grâce aux disques interposés, sont alors presque impossibles. L'extension est arrêtée elle-même, dès que le fémur et le tibia forment une ligne droite, par la tension des ligaments voisins et du ligament latéral externe et par le contact du bord antérieur des ligaments semi-lunaires avec le sillon de séparation de la surface rotulienne et des surfaces condyliennes du fémur. Le triceps n'intervient que lorsque, sous une influence quelconque, s'effectue un commencement de flexion. Dans la flexion, tous les ligaments sont relâchés.

D'autre part, la cage thoracique, immobilisée en arrière et en avant dans une mesure suffisante, fournit une large surface d'insertion pour de vastes aponévroses et des muscles puissants, dont la seule élasticité suffirait à limiter les mouvements du tronc, en prenant un point d'appui sur le bassin.

Enfin, les courbures vertébrales, effacées chez le nouveau-né, apparaissent aussitôt que les attitudes d'équilibre deviennent possibles et permettent une répartition avantageuse des actions de la gravité. Chaque élément vertébral est en équilibre sur son disque élastique, à la manière d'un fléau de balance sur son axe de suspension. L'écartement des vertèbres est limité en arrière par la résistance des disques et celle des ligaments jaunes auxquels s'adjoignent, comme appareil de renforcement, le ligament vertébral commun postérieur et les ligaments interépineux et surépineux. En avant, cet écartement est limité par la résistance des disques, du ligament vertébral commun antérieur et la rencontre des apophyses épineuses. Sur les côtés, il l'est par la résistance des ligaments, en même temps que par la direction des facettes articulaires de la région lombaire et d'une partie de la région dorsale.

Mais, dans ces limites, l'excursion est assez grande

encore pour qu'un déplacement de bas en haut du cinquième corps lombaire, par exemple, entraîne une oscillation considérable de la région cervicale ; et c'est pour éviter ces oscillations que se sont constituées les courbures. Dans ce cas, en effet, l'élévation de la cinquième lombaire est compensée par une exagération de la concavité dorsale, qui ramène le tronc en avant.

C'est par une compensation analogue que la colonne entière se porte en arrière, quand l'élévation des bras porte le centre de gravité en avant ; c'est pour le même motif que le dos se voûte, quand la tête s'incline ; et que, d'une manière générale, quand le tronc subit une surcharge, par exemple dans le port des fardeaux sur le dos, le ventre, la tête, les épaules, les hanches, aussi bien que dans la grossesse, la colonne vertébrale s'incline en sens inverse du déplacement du centre de gravité, résultant de la surcharge. Un effet semblable se produit encore, lorsqu'il s'agit d'opérer une traction ; car la résistance se combine alors avec la pesanteur ; et la résultante attirerait le centre de gravité en dehors de l'aire de la base, du côté de la résistance, si l'inclinaison du tronc ne le ramenait dans le sens de la traction.

Pour ce motif, quand une courbure s'exagère, les courbures opposées s'exagèrent en sens inverse, et quand l'exagération des courbures ne suffit pas à maintenir le centre de gravité dans la normale, une torsion s'opère dans la colonne, au profit de l'équilibre, comme on le voit dans la scoliose confirmée.

On a longtemps professé que le sacrum. subissant la pression vertébrale, tendait à s'enfoncer comme un coin entre les os coxaux de manière à les disjoindre. Les frères Wéber ont démontré que le fait n'est vrai que lorsque le bassin est étudié sur une table, dans la position assise, et que dans la station droite, la face supérieure du sacrum fait avec la verticale un angle de 52 degrés ouvert en bas ou de 128 ouvert en haut. Dans cette situation le sacrum est suspendu aux énormes ligaments sacro-sciatiques, comme un coin à angle *supérieur* et non pas inférieur. Sous l'influence de la pesanteur, ce serait un coin qui tendrait à s'échapper et non pas à s'encastrer. Dans la retombée du saut, cette condition s'exagère (Valerius, Hubert (de Louvain), Giraud-Teulon). Dans la position assise ou une chute sur les tubérosités ischiatiques, il n'en est plus ainsi et le sacrum se rapproche de la situation indiquée dans les auteurs classiques; aussi la chute sur le sacrum est-elle plus dangereuse que la chute sur les pieds, au point de vue des ébranlements du cerveau ; car dans le premier cas ces ébranlements sont directement transmis au crâne, par la colonne vertébrale.

Au point de vue de l'équilibre, les points défectueux du système sont l'articulation coxo-fémorale et l'articulation tibio-tarsienne.

Le bassin est placé en équilibre instable sur les têtes fémorales ; et un plan vertical, mené par les centres des deux cavités cotyloïdes, passe par la base du sacrum (Negel et L. Weber), tangentiellement à la courbure dorsale, dans l'attitude ordinaire, l'intestin vide (Parrow).

Dans cette situation, le bassin peut tourner dans tous les sens et exécuter tous les mouvements dont est susceptible une énarthrose telle que l'articulation coxo-fémorale, où la sphère emboîtée, étant plus grande que la cavité qui la reçoit, peut accomplir un mouvement d'une grande excursion avant que le col du fémur ne vienne heurter le bourrelet cotyloïdien qui céderait d'ailleurs à la pression, grâce à son élasticité. Telles sont les limites du mouvement d'abduction. La flexion n'est limitée que par la rencontre de la cuisse et du tronc, l'adduction n'aurait à vaincre que la résistance du ligament rond. L'extension seule est réellement limitée par la tension de la capsule, renforcée du ligament antérieur, le plus fort de l'économie. C'est aussi la résistance de la capsule en avant et en arrière qui limite la rotation. D'ailleurs, l'adduction et l'abduction, de même que la rotation, tendent également le ligament antérieur ; et, lorsqu'il est déjà dans un état de tension extrême, comme dans l'extension forcée, ils ne peuvent s'exécuter sans qu'un certain degré de flexion relâche ce ligament.

Le pied représente une voûte surbaissée, ayant trois points d'appui : les tubérosités du calcaneum et les extrémités antérieures des premier et cinquième métatarsiens, ou, dans certains cas, les premier et cinquième orteils. Les mouvements de la jambe sur cette voûte se répartissent sur deux articulations distinctes : la flexion et l'extension appartiennent à l'articulation tibio-tarsiene ; l'adduction et l'abduction à l'articulation sous-astragalienne. Les premiers seuls nous intéressent.

L'articulation tibio-tarsienne est une charnière. La mortaise tibio-péronienne, ayant moins d'étendue d'avant en arrière que la poulie astragalienne, n'occupe, dans la station verticale, que la partie moyenne de cette dernière. Les surfaces articulaires étant plus larges en avant qu'en arrière, le tibia et le péroné s'écartent l'un de l'autre dans la flexion et se rapprochent, au contraire, dans l'extension; l'écartement est d'ailleurs rendu facile par la flexibilité du péroné et la mobilité de son articulation supérieure. Dans l'extension, la partie la moins large de l'astragale venant se placer dans la partie la plus large de la mortaise, il peut y avoir alors des mouvements de latéralité autour d'un axe vertical, tandis que ces mouvements sont impossibles dans la flexion. La flexion et l'extension ont pour limites la rencontre des surfaces osseuses; les ligaments de l'articulation tibio-tarsienne ne peuvent pas s'opposer à ces mouvements; et, tandis que ceux de latéralité sont bornés par le rapprochement des surfaces contiguës, l'excursion, dans le sens antéro-postérieur, peut atteindre 90°. La chute en avant ne peut donc être prévenue ici que par la contraction musculaire; toutefois, on a pensé que, dans les conditions ordinaires de l'attitude verticale, l'intervention active des muscles n'était pas nécessaire et qu'il suffisait que le pied résistât à la pression transmise par les tiges fémoro-tibiales et que la mortaise tibio-péronienne fût fortement assujettie (Longet).

Ces conditions anatomiques étant précisées, analysons les diverses attitudes d'équilibre statique.

Variétés d'attitudes dans l'équilibre statique.

La position *hanchée* a été reconnue comme étant la plus avantageuse, au point de vue de l'harmonie générale des formes du corps humain. Pline en attribue l'introduction dans la statuaire à Polyclète. « On sait, dit Dechambre (5), la richesse de formes qui en résulte : une jambe tendue et dessinant énergiquement ses contours ; l'autre relâchée, fléchie, portée en avant ; le bassin oblique, une hanche saillante, l'autre à demi effacée ; la colonne vertébrale inclinée à sa base, du même côté que le bassin, mais se redressant par une courbe gracieuse, qui, d'ordinaire, surélève l'épaule du côté correspondant à la convexité; puis, quelquefois, vers la colonne cervicale, une courbure inverse qui ramène la tête dans la verticale ; la tension d'une masse sacro-lombaire luttant contre l'inclinaison du rachis, l'autre étant molle et fuyante ; la poitrine enfin répétant la courbure du rachis, un peu aplatie latéralement du côté de la concavité, et enflée du côté de la convexité, avec obliquité de la ligne qui joint les deux seins. »

Dans cette attitude, supposons le corps reposant sur le membre droit. La verticale de gravité tombe sur l'articulation tibio-tarsienne, un peu en avant du genou, un peu en arrière de l'articulation coxo-fémorale. Si l'on relève le pied gauche qui repose sur le sol, on sent que le corps s'incline un peu à droite et qu'il était presque en équilibre sur le membre droit. Le genou droit est d'ailleurs en extension extrême, l'articulation de la hanche est ramenée à l'adduction et à l'extension extrême ; le seul effort d'équilibre que l'on perçoive, quand on soulève le pied gauche, est celui qui maintient la fixité de la jambe droite sur le pied droit.

Si, dans l'attitude précédente, on incline le corps en avant, de manière à porter la verticale de gravité dans la direction de la jambe gauche étendue, on sent s'élever la hanche gauche, pendant que la droite s'abaisse, et l'on détermine une attitude que la statuaire a utilisée de la manière la plus avantageuse et qui est encore une variété de la station *hanchée*.

Dans l'attitude *militaire*, le genou et l'articulation de la hanche sont encore dans l'extension ; l'axe du rachis passe par l'axe de rotation du bassin sur les fémurs ; et la ligne de gravité tombe au milieu de celle qui passe par le centre des articulations astragalo-tibiales.

Il est aisé de voir que, dans toutes ces attitudes, l'articulation coxo-fémorale est placée dans des conditions favorables à l'équilibre ; mais, dans aucune d'elles, l'articulation tibio-tarsienne n'a atteint la limite de ses déplacements, même dans le sens latéral.

Le *port des fardeaux*, surchargeant le système dans le point où ils sont placés, entraîne de ce côté le centre de gravité et modifie l'attitude. Ces modifications sont faciles à prévoir. Le tronc s'incline du côté opposé au fardeau ; l'articulation de la hanche se porte en sens inverse du tronc, et l'axe du tronc fait avec l'axe des membres inférieurs un angle plus ou moins ouvert du côté opposé au fardeau. Dans le cas de surcharge latérale, le membre supérieur du côté opposé s'élève par un mouvement compensateur dont le but est encore de ramener vers ce membre le centre de gravité. Il peut arriver, dans ce cas, que la mortaise tibio-péronienne atteigne la limite de ses déplacements latéraux sur l'astragale.

Dans la station *assise*, le dos appuyé, l'équilibre est, pour ainsi dire, passif. Si le dos n'est pas appuyé, l'équilibre est assuré par l'étendue de la base de sustentation ; cependant la fatigue arrive assez vite et démontre que cette attitude ne se maintient pas sans effort. Ici, le bassin est plus horizontal, la facette verticale du sacrum ne fait plus un angle aussi ouvert avec l'horizon, la courbure lombaire s'atténue et sa concavité se change presque en convexité, le tronc a de la tendance à s'affaisser, la gravité agit dans le sens de la flexion, et l'élasticité des tendons extenseurs ou des ligaments ne suffit plus que difficilement à maintenir la rectitude.

Dans la position *à genoux*, qui est anormale, la fatigue est excessive, si le tronc n'est pas appuyé, surtout dans l'attitude penchée de la prière. En effet, dans cette situation, le centre de gravité est abaissé dans le sens de la flexion, et l'équilibre ne se maintient que par l'action des extenseurs du tronc, qui l'empêchent de se porter en avant, et des fléchisseurs de la jambe, qui sont presque seuls chargés d'empêcher le mouvement dans le sens de l'extension du membre et d'empêcher la chute en avant. Au contraire, la position à genoux est assez facile à conserver, si l'on porte le tronc en arrière, comme dans la station verticale; car, alors, le corps se met en équilibre sur les genoux et la pointe des pieds, sans contraction musculaire.

Ces conditions favorables à l'équilibre trouvent leur utilisation dans la *locomotion* comme dans la station ; mais alors l'élément musculaire intervient d'une manière active.

Conditions dynamiques de l'équilibration.

Personne ne nie, d'une manière absolue, le concours des muscles à l'équilibre. Mais ce concours se bornerait aux cas où l'équilibre normal est compromis et où il devient nécessaire de compenser par un effort actif un déplacement considérable du centre de gravité, ou de lutter par une contraction contre une sollicitation énergique du déplacement de ce centre.

Pour nous, l'équilibre suppose toujours un effort, aussitôt que le centre de gravité s'élève quelque peu dans la verticale.

I. Un premier fait qui frappe l'observateur, c'est le volume relatif des extenseurs au mollet, à la partie antérieure de la cuisse, aux fesses, aux lombes, à la région centrale postérieure.

Si le volume des jumeaux et du soléaire semble justifié par les nécessités du saut, la même explication ne rend pas compte du volume du triceps fémoral, ni des masses sacro-lombaires, pas plus que la mobilisation étendue de la tête sur le cou ne rend compte de la masse des muscles de la région centrale postérieure.

L'homme est, d'ailleurs, si mal organisé pour le saut que l'on peut déjà considérer, d'après les seules raisons anatomiques, cette allure comme anormale chez lui. Quand la nature organise un animal pour le saut, elle s'y prend autrement : elle allonge le levier d'insertion, sans exagérer la masse musculaire. Les singes ont ainsi le talon allongé et les mollets relativement maigres.

Pour les muscles fessiers, leur volume est si bien en rapport avec l'attitude verticale, que le développement de cette région est devenu l'un des caractères distinctifs entre l'homme et les quadrumanes.

Le volume de la masse lombaire est, de même, en rapport avec la rectitude du rachis, de telle sorte que cette masse disparaît au dos et que les extenseurs propres de la colonne vertébrale s'individualisent, pour ainsi dire, et s'atténuent, aussitôt que la région thoracique offre, par sa constitution et ses connexions, une rigidité suffisante.

Toutefois, ces muscles, extenseurs du rachis, aussi bien que ceux qui l'inclinent à gauche ou à droite et ceux qui l'inclinent en avant, avec le concours des muscles de l'abdomen, s'ils ne contribuent que pour une part indirecte à l'équilibre, concourent à l'attitude, par les mouvements qu'ils impriment à la colonne.

Parmi ces mouvements, il en est un complexe, qui paraît être indépendant de l'action musculaire et s'exécuter par un effet purement mécanique. L'inclinaison latérale du rachis ne peut s'effectuer, du moins au dos, et surtout au cou, sans une torsion qui porte les apophyses épineuses du côté opposé au mouvement d'inclinaison. Cela résulte de l'obliquité des apophyses articulaires, qui se rapprochent de plus en plus de l'horizontalité, à mesure que l'on remonte vers la région centrale. Cette rotation du tronc ne modifie pas sensiblement les conditions d'équilibre ; mais elle *nuance* l'attitude. Elle est indépendante de l'action musculaire des rotateurs, qui n'interviennent qu'exceptionnellement.

Il s'en faut, d'ailleurs que les fléchisseurs soient

toujours passifs dans l'attitude et dans l'équilibre.

Les frères Wéber ont démontré que, dans toutes les articulations, les muscles fléchisseurs, passivement étendus, arrêtent les mouvements d'extension, bien avant la limite imposée par les ligaments articulaires.

Au pied, par exemple, où les mouvements ne sont limités dans le sens antéro-postérieur par aucun ligament résistant, le déplacement est possible dans une grande étendue. Quand le centre de gravité se porte en avant, les extenseurs suffisent à prévenir la chute; mais s'il se reporte en arrière, dans le cas où le sujet est mis dans l'impossibilité d'exagérer l'inclinaison de la jambe en avant, leur action est assez sensible, pour que la pointe du pied soit soulevée et que les orteils, relevés, dans le mouvement de bascule, se fléchissent en sens inverse, par la contraction des fléchisseurs plantaires, comme pour se cramponner au sol. Toutefois, le faible volume des fléchisseurs de la jambe et de la cuisse indique une coopération peu énergique dans le maintien de l'équilibre, qui, dans ces régions surtout, exigerait au contraire des agents d'une grande puissance, comme le sont les jumeaux, le soléaire et le tendon d'Achille ; le triceps fémoral et son tendon rotulien.

La loi de Wéber se vérifie même à la colonne vertébrale, où les muscles limitent les mouvements, comme partout ailleurs, avant que les ligaments aient atteint leur extrême distension.

L'équilibre de la tête sur le rachis est un des plus instables (7). Le contact avec l'atlas s'établit par la réception dans deux cavités pratiquées sur l'atlas et de chaque côté de son axe, des deux convexités que représentent les surfaces articulaires des condyles.

Chez les quadrupèdes, les condyles sont situés à l'extrémité postérieure du crâne; et la tête est suspendue tout entière au cou par sa face postérieure. Le singe est, sous ce rapport, comme sous tous les autres, intermédiaire au quadrupède et à l'homme.

Chez les oiseaux, la tête s'articule horizontalement sur la première cervicale, mais, contrairement à ce qui s'observe chez l'homme, et à l'avantage de la mobilité vraiment exceptionnelle de l'organe, l'articulation consiste en un seul pivot osseux, sphérique (énarthrose) roulant dans une cavité demi-sphérique, à circonférence horizontale.

L'homme participe, à la fois, des dispositions anatomiques propres aux quadrupèdes et de l'horizontalité de connexion constatée chez l'oiseau; cependant cette horizontalité n'est pas absolue. Lorsque la ligne de gravité de la tête tombe dans l'aire de la base de sustentation sur l'atlas, le plan de contact des surfaces articulaires est oblique en bas et en avant; et rien ne paraît s'opposer à la chute du menton sur la poitrine, si les extenseurs de la tête n'entrent pas en action.

Mais la masse des muscles cervicaux postérieurs, représentant une pyramide à base supérieure, remplit, chez l'homme, le rôle du ligament cervical supérieur qui soutient la tête, chez les grands quadrupèdes (7). Le rudiment de ligament qu'on a décrit chez l'homme, sous le nom de ligament cervical postérieur, est, en effet, impropre à cet usage. Il n'a pas une élasticité suffisante pour permettre la flexion de la tête, s'il était distendu, dans l'extension, de manière à garantir l'équilibre à lui seul ; et s'il est distendu de la sorte dans certaines attitudes de la tête, il ne paraît pas l'être, dans l'attitude *droite*, naturelle ou forcée, du cou, pas plus chez l'homme que chez le cheval, qui ne redresse pas la tête sans un mouvement d'effort visible, atténué, si l'on veut, mais en partie seulement, par l'habitude et le dressage.

L'action musculaire déroge ici à la loi de l'équilibre stable qui s'applique dans les parties inférieures du système et qui se fonderait sur le balancement établi entre la gravité, d'une part, et des muscles passivement distendus de l'autre. Peut-être est-ce à cette nécessité que sont dus le volume, le nombre, la diversité de directions et d'insertions de ces muscles, la nature compensant ici par la multiplicité des forces accumulées dans un même objet, la durée imposée à leur activité. Cette dérogation à la loi générale paraît avoir sa raison d'être dans la nécessité d'amortir plus sûrement les chocs dans les contacts du crâne avec le rachis (7).

Quoi qu'il en soit de cette explication qui se rapporte à des faits que nous avons laissés en dehors de notre cadre, il nous semble suffisamment établi que les attitudes d'équilibre ne se combinent pas sans le concours de l'élément musculaire.

II. Mais de quelle nature est ce concours ? Les muscles se comportent-ils ici comme de simples ligaments, dont la distension passive limite les mouvements et les attitudes d'équilibre ; agissent-ils en vertu de leur tonicité, à la façon des sphincters ; ou bien enfin se contractent-ils activement toutes les fois que le centre de gravité se déplace ?

On ne peut douter que les muscles ne participent des propriétés des ligaments, aussi bien par leur portion charnue que par leur portion tendineuse. Pourquoi le maintien de la situation relative des leviers d'où résulte l'équilibre est-elle confiée à des muscles ? Si la nature a placé des muscles là où de simples ligaments sembleraient suffire, c'est parce qu'elle avait besoin, dans les attitudes d'équilibre, d'organes actifs, toujours prêts pour la contraction, et susceptibles de se raccourcir, à propos, d'une quantité plus grande que ne le permet leur élasticité aux ligaments quels qu'ils soient.

Mais, si les muscles jouent ce rôle passif dans les attitudes forcées, c'est par leur tonicité qu'ils maintiennent l'équilibre dans les attitudes normales. De même que la tonicité des sphincters assure l'occlusion des orifices, de même la tonicité des masses musculaires du cou, des lombes, des fesses et du mollet, doit avoir pour effet de maintenir l'équilibre. On conçoit qu'elle puisse suffire pour remplir cet office : ces masses sont disposées dans la meilleure situation et dans les meilleures conditions possibles pour cet usage ; on ne voit pas d'autres motifs plausibles de leur présence dans ces régions. La seule vraisemblance pourrait tenir ici lieu de démonstration.

Et cependant, les sphincters sont dans un état continuel d'effort tonique, sans que cet effort entraîne la sensation de fatigue, inséparable, au contraire, d'une attitude d'équilibre, même normale, quand elle est maintenue pendant un temps suffisamment prolongé. Ne faut-il pas voir, dans cet effet, la preuve d'une contraction active des muscles ?

La fatigue résultant des attitudes prolongées prouve, dans tous les cas, que les ligaments ne sont pas les seuls en jeu dans l'équilibre. On comprend de même que les attitudes forcées et les attitudes de travail, que toutes les situations du centre de gravité dans lesquelles la verticale se déplace dans le sens de la flexion, que des oscillations de peu d'importance de la tête, que toutes les circonstances, en un mot, où la contraction musculaire active remplace la tonicité, entraîneront une fatigue musculaire qu'il est naturel de rapporter à la contraction elle-même. Il est vrai que dans les attitudes normales d'effort et surtout dans les attitudes verticales, la pesanteur n'agit pas seulement sur l'ensemble du système ; elle agit aussi sur les liquides en circulation ; et l'obstacle au cours ascendant du sang veineux, dans l'attitude verticale, le ralentissement qui en est certainement la conséquence, peuvent expliquer cette fatigue, dans une certaine mesure, aussi bien que la douleur qui lui succède à la longue. La même considération ne s'appliquerait pas aux sphincters. Nous aurons à revenir sur ce point.

La contraction musculaire active existe d'ailleurs dans des circonstances où elle a été niée : dans l'équilibre dynamique de la locomotion, par exemple, où certains mouvements sont moins passifs qu'on ne l'a supposé. Je veux parler des « gestes pondérateurs », comme les appelle Delestre (12), et qui sont plutôt *compensateurs ;* et de l'oscillation de la jambe postérieure, assimilée à tort à un pendule.

On sait que, dans la marche, ou la course, le bras oscille en sens inverse de la jambe du même côté et que ce mouvement est indépendant de la volonté. C'est tellement un mouvement de compensation que, si la volonté fixe le bras au corps, la rapidité de l'allure en est compromise ; et que les sujets amputés d'un bras sont obligés, dans la course, de s'incliner latéralement du côté amputé. Mais, de ce que cette oscillation s'exécute par une impulsion instinctive, ou automatique, il ne s'ensuit pas qu'elle s'exécute sans contraction active des muscles moteurs des membres ; et, pour s'en convaincre, on peut laisser s'accomplir, avec le bras pendant, cette oscillation de pendule, sous la seule influence du déplacement du corps : on verra que le déplacement que mesure le pas ne serait pas suffisant pour déterminer une oscillation d'une aussi grande amplitude que celle qui s'observe dans la marche.

Et « comment fera la jambe oscillante, se demande M. Giraud-Teulon, pour passer, sans l'intervention musculaire (active),... entre le sol et son point de suspension, elle dont la longueur représente, eu égard à son extension préalable, l'hypoténuse d'un triangle rectangle, dont la hauteur de son point de suspension représente le côté perpendiculaire du sol ? N'y a-t-il pas là nécessité absolue d'un raccourcissement que, seuls, les fléchisseurs de la cuisse sur le bassin, de la jambe sur la cuisse, du pied sur la jambe, sont en état de produire ? Car ce ne seront pas les propriétés physiques du pendule qui seront aptes à amener ce raccourcissement. De plus, dès que le pas n'est pas des plus courts, la jambe flottante arrive au sol à l'état de flexion marquée ; en tout cas, elle y arrive plus courte qu'à son passage à l'aplomb de la jambe d'appui. Est-ce encore le pendule qui la raccourcit et non pas les muscles fléchisseurs de la cuisse sur le bassin (7) ?

On avait un moyen bien simple d'éclaircir ces deux faits, dans l'observation des sujets atteints d'hémiplégie ou de paraplégie incomplète. Or, ces mouvements sont entravés ou abolis dans ces cas pathologiques (Duchenne de Boulogne).

On trouve donc plus d'un motif à la fatigue résultant d'une attitude prolongée : par exemple, dans la station doite, où elle se fait sentir à l'attache supérieure des jumeaux, des soléaires, un peu dans les aines, mais pas du tout dans les sacro-lombaires, les fessiers ou le triceps (Giraud-Teulon).

L'intervention musculaire passive, tonique ou active nous paraît ainsi suffisamment prouvée; mais comment expliquer autrement la chute du corps, lorsqu'une cause subite : syncope, émotion, cri, vient à paralyser l'énergie musculaire?

On conçoit que les muscles particulièrement affectés à l'équilibre devront avoir une puissance et une masse d'autant plus considérable que leur insertion aux leviers se fait suivant des angles très aigus, surtout chez l'homme, destiné à la station bipède et à l'attitude presque rectiligne du corps. On peut remarquer, en outre, que les leviers d'équilibration sont du genre *intermobile*, dont le type se trouve aux pieds, au bassin et à la tête. Ils sont représentés, à la colonne vertébrale, par les apophyses épineuses et transverses du côté de la puissance, par les côtés et la face antérieure du corps des vertèbres du côté de la résistance, et, quant à leur point d'appui, on le voit dans le disque intervertébral sur lequel la vertèbre est en équilibre, comme un fléau de balance sur ses coussinets. Plus une vertèbre est inférieurement placée dans la série, plus elle devra être volumineuse et offrir des bras de levier puissants, puisqu'elle aura à subir « l'intégrale des actions supérieures, toutes fonctions de la gravité (7). » D'autre part, les bras des leviers postérieurs devront être, toutes choses égales d'ailleurs, d'autant plus développés que les organes de la résistance seront plus denses ou pesants. C'est ainsi que les épines dorsales auront moins de longueur horizontale que les épines cervicales ou lombaires, les poumons étant moins denses que les viscères abdominaux ou la tête. La forme de la région considérée n'aura pas moins d'influence sur le volume et la disposition des corps et des apophyses des vertèbres. Les leviers les plus volumineux et les plus étendus se trouveront là où la force extensive aura plus d'efforts à faire, c'est-à-dire aux lombes et au cou (Giraud-Teulon).

Nous avons vu que les masses musculaires extensives étaient réparties suivant le même rapport.

Quand on considère la multiplicité de ces leviers superposés et arc-boutés, l'énergie de la puissance ne portant aucun préjudice à la beauté de la forme; la coordination parfaite des forces motrices, leur indépendance dans le mécanisme général de la machine et en même temps leur subordination au premier moteur, subordination qui est assez intime pour que l'attitude traduise les moindres émotions de l'âme; quand on considère, en un mot, l'harmonie de l'ensemble et la perfection des détails, on ne peut s'empêcher de trouver vraiment merveilleux cet équilibre si savant et si simple, à la fois, de l'édifice humain, et vraiment belle cette attitude humaine qui permet l'utilisation complète de l'organisme sans en compromettre les fonctions. C'est, à coup sûr, une expression supérieure de l'animalité, que ce type d'attitude où la puissance créatrice, après s'être essayée dans les gibbons, suivant l'expression de Bory de Saint-Vincent, « voulut redresser sur deux pieds des mammifères dont l'essence paraissait avoir été de marcher sur quatre. » D'aucuns pensent que l'homme se redressa tout seul ; mais, quoi qu'il en soit, il n'eût pu le faire s'il n'avait eu à son service des organes appropriés.

Ainsi donc, l'équilibre, une fois établi, peut se maintenir, dans certaines attitudes, sans l'intervention de la contraction musculaire ; mais il ne s'ensuit pas qu'elle soit absolument étrangère à l'équilibre statique. Pour nous, nous ne concevons pas l'attitude autrement que vivante, c'est-à-dire représentant un état du corps *adapté ;* et cette adaptation ne s'explique pas sans un concours des forces musculaires. Il n'est pas contestable qu'un changement d'attitude est le résultat d'une combinaison de mouvements coordonnés par un centre moteur quelconque, et si la tonicité suffit ensuite à maintenir la position nouvelle, sans que la volonté soit présente, le groupement musculaire qui agence l'attitude n'en persiste pas moins en vertu d'une association de mouvements qui suppose une centralisation.

Il nous reste à rechercher de quelle nature est cette centralisation, ou, d'une manière plus générale, à déterminer le rôle de l'innervation dans l'attitude.

CHAPITRE II

COORDINATION ET ADAPTATION

La nécessité d'une centralisation des mouvements d'où résulte l'attitude n'est pas exclusive à l'homme ;

cependant cette nécessité paraît bien plus rigoureuse dans la station verticale, soit pour affranchir le cerveau de toute participation habituelle aux mouvements d'adaptation de l'attitude, soit pour assurer, au contraire, sa domination et son contrôle sur l'attitude, dans les circonstances où il doit intervenir et où cette intervention ne pourrait être qu'indécise ou impuissante, en l'absence de tout intermédiaire. Il semble, en effet, que la progression, dans l'échelle animale, se traduise par le degré d'indépendance et de solidarité réciproques des organes et des appareils : *plus l'animal est élevé dans la série, plus on doit trouver réalisées, chez lui, l'indépendance absolue et la solidarité facultative.*

J'ai rappelé souvent le concours que prête la sensation à l'appareil coordinateur de l'attitude, par l'application des conditions du milieu, fournie par les organes des sens ; on voit l'attitude se rectifier et s'affermir chez l'enfant, en raison des progrès de l'éducation sensorielle; mais la notion confuse du milieu suffit au dernier des zoophytes pour orienter son attitude dans un courant marin.

Pour le dire en passant, l'observation de ce qui se passe chez les plus infimes animaux de la terre me paraît comporter un enseignement qui est demeuré inaperçu des naturalistes. On croit que les animaux tels que les béroès, les méduses, les physalies, etc., se laissent entraîner au gré des courants dans lesquels on les observe. Il n'en est rien. Le courant les entraîne, en effet ; mais tout le monde a pu constater que, tout en suivant le cours de l'eau, ils se dirigent à volonté dans tel sens qu'il leur convient. En général, ils s'orientent de telle sorte que leur progression a lieu en sens inverse du courant; tantôt ils gagnent le fond, tantôt, après s'en être approchés, ils regagnent les couches supérieures; et, à peine ont-ils atteint la surface de l'eau et perçu la sensation de l'air, et, par elle, la notion du changement de milieu, qu'ils replongent. Pour les méduses, c'est la partie convexe du corps de l'animal qui se dirige en avant. Quant aux physalies, en particulier, nommées aussi galères, par les marins, c'est à tort que l'on nie leur orientation, à la surface des mers tropicales, où on les rencontre en quantité prodigieuse,

> Tendant leurs voiles roses
> Au caprice du vent,
> Charmantes fleurs écloses
> Dans ce jardin mouvant.

Ce que les marins appellent leur voile est une sorte de vessie oblongue, qui se remplit d'air ou de gaz au gré de l'animal. Dans les journées de calme, la position de ces voiles est indifférente : les bancs de galère, comme aussi les bancs de glycines des Bermudes, offrent l'aspect le plus irrégulier; au contraire, quand le vent souffle, toutes les petites voiles prennent une direction déterminée; et, de même que les méduses se dirigent contre le courant, de même les galères et les glycines semblent *serrer* le vent, comme un navire qui louvoie. Lorsque la mer est un peu houleuse, galères et glycines disparaissent de la surface de l'eau et n'y reparaissent plus qu'au beau temps.

I. Il est difficile de distinguer, chez les animaux supérieurs, les attitudes purement spontanées des attitudes automatiques; mais, chez eux, comme chez les autres, la coordination de l'attitude exige, tout d'abord, une saine appréciation du milieu où se meut l'animal; et cette notion du milieu lui est fournie par les sens. La sensibilité tactile lui donne la *notion du contact;* ce sens musculaire l'avertit de l'exécution du mouvement, en même temps qu'il lui apporte la notion des changements survenus dans les conditions de son équilibre, ou la *notion de gravité*, les sensations spéciales lui fournissent la *notion du rapport des objets entre eux;* et la *notion de l'espace* dans laquelle interviennent les canaux semi-circulaires (24) est l'une de ces notions de rapports.

La solidarité de ces divers éléments dans l'état normal est telle que l'inertie de l'un des organes des sensations, l'absence de l'une ou l'autre de ces notions élémentaires, qui permettent d'apprécier les rapports du sujet avec le monde extérieur, entraînent souvent un trouble de l'attitude et ont pu donner le change aux observateurs en faisant attribuer à une sensation absente une importance qu'elle n'a pas, en réalité. C'est ainsi qu'un trouble de la vue survenu brusquement peut compromettre l'équilibration; de même que l'altération du sens musculaire, ou l'anesthésie cutanée, par exemple, celle de la plante des pieds, symptôme souvent isolé dans certaines ataxies.

Dans l'état d'intégrité des sensations, les rôles sont distribués de manière à désintéresser, dans les mouvements généraux, certains rouages superflus qui font double emploi, mais qui sont capables de suppléer les autres et de déterminer à eux seuls le mouvement, quand les rouages habituels ne fonctionnent plus.

Sans doute, l'intégrité des sensations, comme de

la pensée, est nécessaire à la parfaite exécution des mouvements d'ensemble. L'adaptation parfaite d'un appareil exige d'abord l'intégrité matérielle de l'appareil : dans l'espèce, la précision d'un mouvement d'ensemble exige, d'abord, la saine notion de son opportunité; c'est-à-dire le libre fonctionnement de l'appareil visuel, auditif, tactile, qui apprécient la forme, le relief, la distance, etc., des objets du monde extérieur ; elle exige aussi la conscience de l'exécution du mouvement, comme l'intégrité du jugement qui apprécie et compare les sensations et détermine la quantité, la direction, la nature du mouvement qui doit y répondre.

Mais l'éducation sensorielle, dont nous aurons plus tard à suivre le progrès chez l'enfant qui ébauche ses premiers pas, ses premiers actes, ses premières paroles, ne se termine pas avec l'évolution des jeunes organes; elle se continue toute la vie; l'aveugle, le sourd, le paralytique, l'aphasique, qui ont perdu, dans l'âge adulte, l'un ou l'autre de leurs sens, recommencent cette éducation dans les conditions nouvelles où ils sont placés et peuvent arriver à suppléer, dans une certaine mesure, le sens qui leur manque. Leur exemple montre simplement qu'aucune des notions précédemment énumérées n'est indispensable à la notion du milieu, bien que toutes y contribuent. Le sens musculaire lui-même, qui joue un rôle prépondérant dans l'équilibration, peut être, jusqu'à un certain point, suppléé par la vue, non pas, sans doute, au moment même où une lésion vient de l'abolir, mais aussitôt que l'habitude et l'exercice auront refait, sur d'autres bases, l'éducation sensorielle. S'il disparaît progressivement, comme il arrive dans l'ataxie locomotrice progressive, la vue le supplée longtemps, au point de dissimuler ses échecs.

Les sensations intimes n'ont pas moins d'influence sur la coordination de l'attitude que les sensations externes. Nous trouvons un exemple de cette influence dans les attitudes de douleur qui varient selon le viscère lésé, et sont caractéristiques à ce point que les médecins en font l'un des éléments importants du diagnostic des lésions viscérales.

Chez les animaux inférieurs, la position générale du corps, l'attitude, se coordonne en l'absence de la notion des rapports des objets, à l'aide des seules notions fournies par la sensibilité cutanée et le sens musculaire. Chez les acalèphes, dont nous parlions plus haut, cette notion du milieu est vraisemblablement très vague, ou, du moins, très élémentaire; mais, s'ils coordonnent nettement leur attitude, en l'absence de notions sensorielles qui paraissent indispensables chez les animaux plus élevés dans la série, n'est-on pas conduit à se demander si ces notions y participent chez l'homme, par exemple, aussi directement qu'on le suppose? Le trouble de « l'unité psychique » ne suffit-il pas à expliquer les troubles de l'attitude observée, chez lui, dans le cas de désordres sensoriels? Il semble que, chez l'homme, le but de l'organisation ait été de subordonner plus étroitement les mouvements de toute sorte du domaine de la vie de relation au contrôle de la pensée, dont l'élaboration s'opère dans les hémisphères cérébraux, au moins pour ce qui concerne son expression et ses manifestations extérieures.

Les expériences sur les animaux ont démontré

l'importance de la sensibilité tactile dans la coordination de l'attitude. En les rapprochant de ce que nous observons chez ceux qui sont le plus bas placés dans la série, on arriverait à croire que les attitudes, au moins en ce qui concerne l'équilibre, sont purement automatiques; c'est-à-dire qu'elles s'établissent instinctivement et pour ainsi dire fatalement, à la suite d'une impression sensorielle et en vertu du seul pouvoir réflexe.

Il en est ainsi, du moins, pour quelques-unes : les grimaces, les contorsions, les convulsions provoquées par une douleur locale, le chatouillement, etc., sont bien des attitudes purement automatiques, dans le plus grand nombre des cas; et ces cas sont suffisants pour établir l'importance des mouvements purement réflexes, dans la coordination de l'attitude.

Elle ressort encore mieux de l'observation de l'attitude et des mouvements d'ensemble chez les animaux privés de cerveau. Les expériences instituées par le Dr Onimus (14) ont été particulièrement instructives à cet égard. Dans ces conditions, le pigeon lancé en l'air développe ses ailes et vole; une grenouille plongée dans l'eau nage, comme si la sensibilité tactile était suffisante, à elle seule, pour déterminer l'attitude. Cependant la notion de gravité et le sens musculaire y prennent part plus qu'il ne semble.

En effet, le mouvement produit dans le cas précédent ne cesse, dans le milieu ambiant, qu'autant que l'animal rencontre un obstacle. De plus, si l'on plonge dans l'eau une grenouille sans cerveau, reposant en parfait équilibre sur une planchette, elle ne nage pas pour cela, même quand on a retiré doucement la planchette; mais il suffit de déranger sa position d'équilibre pour qu'elle se mette en mouvement. Des expériences analogues ont réussi, non seulement sur des grenouilles, mais sur des carpes et même sur des canards ; elles démontrent que l'excitation motrice qui a son départ dans le système musculaire ou dans les articulations, comme le veut Duchenne (de Boulogne) ; en un mot : le sens de la verticalité, ou plus généralement encore : le sens de la gravité, joue dans l'équilibration le rôle principal.

II. Il est difficile de tracer nettement le rôle de la volonté dans la coordination de l'attitude, de déterminer avec précision quelles sont les attitudes purement automatiques.

Un grand nombre de mouvements associés, qui passaient autrefois pour spontanés et volontaires, sont aujourd'hui considérés comme automatiques ; c'est-à-dire qu'ils se produisent machinalement et quelquefois irrésistiblement à la suite d'une impression sensorielle. Telle est, chez l'oiseau, l'action de lisser ses plumes, qui s'exécute alors que, par l'ablation de ses lobes cérébraux, on l'a réduit aux conditions du pur automatisme. Les mouvements de cet ordre sont qualifiés d'automatisme *acquis* (13), en ce sens qu'ils sont le résultat de l'imitation et de l'habitude, qu'ils ne se transmettent pas par l'hérédité et ne sont pas le résultat de l'évolution pure et simple des organes ; et qu'ils ne s'observent pas chez les jeunes animaux.

Beaucoup d'attitudes se rapportent à cette classe de mouvements. Parmi elles, il en est qui sont purement conventionnelles : telles sont les attitudes du respect, du salut, etc..., chez les différents peuples. Puisqu'elles varient malgré l'identité du sentiment qui les provoque, c'est que les mouvements combinés pour les produire ne sont pas fatalement liés, comme dans les précédentes, à la sensation provocatrice ; et, d'une autre part, elles s'établissent souvent sans réflexion et par une sorte d'impulsion machinale, ce qui leur donne le caractère de l'automatisme.

On peut donc reconnaître trois catégories d'attitudes : 1° les attitudes spontanées ; 2° les attitudes automatiques ; 3° les attitudes conventionnelles ; et l'observation attentive de chacune de ces catégories, la discussion de leurs analogies et de leurs différences permettraient d'apprécier le rôle du cerveau dans la détermination de l'attitude.

En ce qui concerne la moelle, on sait que son isolement de l'encéphale par une section transversale n'empêche pas la production de mouvements coordonnés, qui ont même le caractère de mouvements volontaires, en ce qu'ils sont adaptés en vue de soustraire la partie irritée à la cause excitatrice. Le fait a été vérifié surtout chez les batraciens ; mais, chez l'homme lui-même, les mouvements réflexes provoqués, dans le cas de compression de la moelle, audessous de la région médullaire comprimée, ont le même caractère (15). Certains physiologistes en ont conclu que l'instinct de conservation est localisé dans la moelle (16). On connaît la célèbre expérience de Pflüger (17) sur des grenouilles décapitées. En plaçant une goutte d'acide acétique sur le haut de la cuisse de ce tronçon d'animal, on voit fléchir le membre postérieur correspondant, de telle façon que le pied vient frotter le point irrité. On ampute le pied avant de renouveler l'irritation, et l'animal recommence les mêmes mouvements; puis, comme le membre privé du pied ne peut atteindre l'endroit irrité, l'animal, après quelques mouvements d'agitation, comme s'il cherchait, dit Pflüger, un nouveau moyen d'arriver à accomplir son dessein, fléchit l'autre membre et réussit avec celui-ci. Les mêmes faits ont été reproduits par d'autres expérimentateurs et ils ont conduit à admettre dans la moelle épinière l'existence non seulement d'un pouvoir instinctif (Prochaska), mais d'un pouvoir perceptif ou psychique (G. Paton, Pflüger).

Quoi d'étonnant, dès lors, que la moelle coordonne à elle seule des mouvements d'ensemble adaptés pour l'équilibre? On a constaté, en effet, que chez les grenouilles, par exemple, l'attitude normale était encore maintenue dans le cas de section transversale de la moelle; Schiff en a même conclu que la moelle possède une véritable sensibilité, appelée par Van Deen *sensibilité de réflexion*. Il est certain, dit M. Vulpian (15), que ces mouvements associés «ressemblent beaucoup à ceux que les animaux opérés exécuteraient, s'ils n'avaient subi aucune vivisection, et si on les soumettait aux mêmes excitations cutanées. Il semble réellement, dans certains cas, que l'on ait sous les yeux des mouvements choisis, volontaires, comme l'avait déjà remarqué Legallois; et il est certain qu'un observateur non prévenu, ne sachant pas, par conséquent, qu'une grenouille a eu la moelle coupée en travers, pourrait croire que son système nerveux est intact, s'il la voyait, lorsqu'une gouttelette d'acide acétique est mise en contact avec la peau des flancs, porter, avec la plus grande précision, l'extrémité du membre postérieur correspondant vers le point irrité, et frotter deux ou trois fois ce point avec le pied. Il pourrait avoir la même illusion, s'il pressait d'une façon continue, entre les mors d'une pince anatomique, un point de cette même région des flancs, et s'il voyait alors la grenouille porter l'extrémité de son membre postérieur correspondant en avant de la pince, y appuyer les doigts de cette extrémité, et chercher, parfois à plusieurs reprises, à la repousser avec force. Il est cependant impossible d'admettre que la partie postérieure de la moelle, séparée, dans la région dorsale, de la partie antérieure du même organe, et, par conséquent, de l'encéphale, soit douée de volonté, en laissant à ce mot le sens qu'il a d'ordinaire. Tous les phénomènes que nous voyons se produire dans ces conditions, malgré leur grande variété, ont des caractères de nécessité, de fatalité ; ils se produisent constamment dans les mêmes circonstances, et ils sont toujours les mêmes, pour une même excitation donnée : si l'on recommence trois, quatre fois, à exciter de la même façon le même point de la peau, en laissant un certain intervalle entre les excitations successives, les membres postérieurs de l'animal, si l'excitation a la même intensité, exécuteront chaque fois les mêmes mouvements de défense. On ne voit pas là cette variété de moyens que peut employer la volonté pour atteindre un but, ni cette liberté d'agir ou de ne pas agir qu'implique la volonté, telle qu'on l'admet comme faculté cérébrale. » M. Sanders-Ezn (18) a montré, en effet, que, si l'on coupe les fléchisseurs du membre irrité, l'action nerveuse ne se reporte pas sur les extenseurs épargnés, et le membre reste immobile. La ressemblance entre les adaptations médullaires réflexes et les phénomènes de l'instinct est donc limitée, bien qu'elle soit réelle. « La tenue, la persévérance, la variété, la complication des phénomènes instinctifs, ces efforts si bien appropriés pour la réalisation de désirs impérieux, qui s'éveillent chez l'animal à certaines périodes de son existence, tout cet ensemble de mouvements qui semblent avoir pour excitants principaux, pour mobiles, des sensations spéciales, des sortes de besoins viscéraux, diffère certainement, à un degré considérable, des mouvements adaptés que la moelle épinière suscite, sous l'influence d'une irritation périphérique (15). »

En ce qui concerne l'équilibration, nous avons vu qu'elle n'exige, dans la plupart des circonstances, que l'intégrité de la tonicité musculaire. Or ce *tonus musculaire* paraît être l'expression d'une action réflexe banale de la substance nerveuse grise, disséminée dans toute l'étendue du système nerveux. Brondgeest (19) et après lui Rosenthal (20), ont démontré que le tonus des muscles volontaires doit être considéré comme un état de contraction réflexe et que la section des nerfs sensitifs provenant d'une région déterminée, y fait cesser ce tonus. De même une lésion de la moelle peut entraîner le relâchement des sphincters, mais à des degrés divers, suivant que la lésion médullaire siège plus ou moins haut ; et cette activité permanente de la substance grise de la moelle dans la région correspondant aux sphincters, doit exister et existe, en effet, dans toute son étendue, puisque c'est la moelle qui maintient la tonicité des vaisseaux de l'appareil circulatoire, par exemple, dans la totalité du corps. La contraction des sphincters n'est qu'un cas particulier parmi les manifestations de cette activité. Le tonus des sphincters est plus apparent que celui des autres muscles parce que les sphincters n'ont pas de vrais antagonistes et que les effets de leur excitation permanente peuvent, par suite, se reproduire librement. Il en est de même des vaisseaux, lorsque la pression du sang qui les parcourt, vient à cesser, et ne fait plus obstacle à leur resserrement (15). Mais il est superflu de démontrer que les muscles auxquels est confiée l'équilibration sont dans un état de tonicité permanente, qui devient manifeste dans les cas de paralysie des antagonistes.

Ce que nous avons appelé l'état d'effort n'est vraisemblablement que l'équilibre tonique résultant de la contraction permanente, sous cette forme, des systèmes musculaires antagonistes ; et cet antagonisme paraît, à première vue, suffisant pour maintenir l'attitude dans une modalité définie, une fois cette modalité constituée.

Tous les faits banals de contractures et de paralysies antagonistes « prouvent avec toute l'évidence possible, dit M. Vulpian (15), que tous les nerfs moteurs, dans l'intervalle des incitations volontaires ou des incitations réflexes éventuelles, sont soumis d'une façon constante à une stimulation centrifuge qui provient du centre cérébro-spinal, et qui provoque, dans les muscles, non seulement une tendance incessante à la contraction, mais encore réellement un léger état de contraction réelle. C'est cette contraction continue, dont les effets ne peuvent pas se manifester, par suite de l'enchaînement réciproque que les muscles antagonistes produisent les uns sur les autres, qui constitue le tonus musculaire... La moelle épinière agit donc d'une manière incessante sur tous les muscles, aux nerfs moteurs desquels elle donne origine; elle y produit et y maintient le tonus musculaire. »

Et pour constituer l'état d'effort qui détermine l'attitude, il est clair que l'excitation provoquée par la *notion du milieu* est suffisante, quels que soient le point de départ de cette excitation ou la voie qu'elle a suivie pour arriver à la substance grise. « Cette action continue de la moelle, dit aussi M. Vulpian (15), est sans doute provoquée par des stimulations excito-motrices centripètes provenant soit des muscles eux-mêmes, soit des ligaments qui les recouvrent. »

Le tonus de l'équilibration n'a de particulier que le grand nombre de centres moteurs associés dans la contraction d'ensemble; mais il est clair que, si la moelle contient tous les centres moteurs qui concourent à l'équilibration dans l'attitude verticale, il n'est pas nécessaire de chercher ailleurs le centre coordinateur de ces mouvements d'ensemble, le centre coordinateur de l'attitude. Toute la question se réduit donc, sur ce point, à rechercher si les autres parties de l'axe cérébro-spinal contiennent de ces centres indispensables à la coordination de l'attitude.

III. Le cervelet passe encore aux yeux de quelques auteurs pour remplir ce rôle de centre coordinateur des mouvements d'ensemble, que lui avait attribué Flourens, lequel en faisait « le siège exclusif du principe qui coordonne les mouvements de locomotion (26). » Nous citerons de nouveau les expériences d'Onimus (14), qui nous ont autrefois semblé, comme à plusieurs, démonstratives à cet égard.

Quand la moelle est encore reliée au cervelet, même en l'absence du cerveau, les mouvements qui répondent à une excitation, — que l'excitation soit forte ou faible, pourvu qu'elle suffise à provoquer une action réflexe, — ces mouvements, disons-nous, sont toujours des mouvements d'ensemble. Une grenouille, dans ces conditions, peut prendre une attitude correcte et la conserver.

Dès que le cervelet est lésé ou détruit, les animaux restent indifféremment sur un côté ou sur l'autre ; ils ne cherchent plus à rétablir leur équilibre ébranlé. M. Onimus, en enlevant le cervelet chez le pigeon, le canard et l'oie, a constaté que les mouvements d'ensemble persistent, mais que l'allure est titubante et que l'attitude ne se coordonne plus régulièrement ; tandis que, en l'absence de lobes cérébraux, le cervelet étant intact, les contractions sont coordonnées, ont de l'ampleur et une certaine grâce et que les mouvements d'ensemble « paraissent plus normaux qu'à l'état normal. »

Chez la grenouille privée de cerveau, l'attitude demeure symétrique. L'ablation du cervelet d'un côté fait aussitôt disparaître cette symétrie, et elle *dissocie* l'attitude, même quand les lobes cérébraux sont intacts. Si on a lésé le côté droit du cervelet, la moitié droite du corps de l'animal au repos tend à tomber au fond de l'eau ; les membres de ce côté ne peuvent jamais demeurer de niveau avec ceux du côté opposé. Quand la grenouille se met en mouvement dans l'eau, elle tourne sur elle-même, le côté droit servant d'axe des mouvements. Les deux côtés se font équilibre, au contraire, quand le cervelet est lésé des deux côtés.

On sait enfin que, dans l'ablation du cerveau, les

mouvements s'exécutent avec une sorte de fatalité, comme si le libre fonctionnement du cerveau protégeait l'indépendance des divers groupes musculaires associés. D'autre part, il est bien démontré que chacun des appareils de mouvement est en rapport direct avec le cerveau; que celui-ci a le pouvoir de commander à tel ou tel centre moteur en s'isolant des autres; et qu'il peut également commander à plusieurs groupes associés. Pourquoi ne commanderait-il pas à tous les groupes à la fois, dans l'association d'ensemble qui constitue l'attitude?

Il est à peu près certain que les choses ne se passent pas ainsi dans l'état normal; et que les ordres du cerveau passent d'abord par le centre ou les centres coordinateurs. Mais s'ensuit-il que le cerveau, qui est naturellement en rapport avec tous les centres moteurs, ne puisse pas combiner directement l'attitude? Au contraire, c'est au cerveau qu'il appartient de suppléer, par son action directe, les rouages qui font défaut, dans les cas de lésions sensorielles que nous avons analysés; et c'est à lui surtout qu'il appartient de nuancer l'attitude, de la modifier pour le travail ou l'expression, alors qu'elle est simplement coordonnée pour l'équilibre.

Même la notion de gravité qui, dans les conditions normales, paraît élaborée dans les centres médullaires, n'en arrive pas moins au cerveau; et l'animal en a conscience; le cerveau peut donc réagir aussi sous cette impression et rectifier le mouvement, en actionnant directement soit un seul centre médullaire, soit la moelle en totalité, soit un simple noyau de substance grise, dans la protubérance ou dans le bulbe, soit enfin le centre coordinateur de l'ensemble des mouvements de la vie de relation, le centre coordinateur de l'attitude, s'il existe réellement un centre cordinateur distinct.

Il importait que l'attention ne fût pas détournée, d'une manière habituelle, au profit de l'équilibration ; et cependant qu'elle pût, à tout instant, modifier l'attitude. C'est ainsi que les choses se passent pour la marche, la course et, en général, toutes les fonctions de locomotion, qui peuvent se coordonner sans l'intervention de l'attention et du cerveau, et cependant demeurent toujours soumis à l'influence cérébrale. De cette façon, la pensée peut se désintéresser de l'attitude, ou commander avec précision tel mouvement qu'il lui plaît. C'est comme un cocher qui tient toujours les rênes et peut tout à coup substituer sa volonté à celle de son attelage. Parfois l'impulsion intempestive du cocher fait verser la voiture que les chevaux menaient fort bien d'eux-mêmes. Pareille chose arrive quand le cerveau agit capricieusement et impose une action inopportune aux centres coordinateurs. Ce cas se présente : à l'état de veille, dans plusieurs névroses ; à l'état de sommeil, dans le somnambulisme. Ici, en effet, les notions directrices manquent au cerveau, parce que plusieurs sensations sommeillent ; et les mouvements du somnambulisme sont d'autant plus précis que le sommeil supprime, d'une manière plus complète, la spontanéité cérébrale. Il se produit dans le somnambulisme une sorte de dissociation de l'influx moteur. Chez les hypnotisées de la Salpêtrière, dont M. Paul Richer vient de publier l'histoire (21), on est frappé de l'expression énergique de l'attitude, de la précision des mouvements, de leur facile association, en l'absence de la mémoire psychique, dans un état où le cerveau paraît complètement désintéressé des actes. Le maintien de l'attitude est l'état fondamental dans les expériences de catalepsie provoquée ; mais il n'est pas douteux, pour quiconque a étudié ces faits, que le domaine de l'automatisme est bien plus étendu qu'on ne l'avait cru jusqu'alors et que beaucoup d'actes, en apparence raisonnés, s'accomplissent sans l'intervention du cerveau. Toutefois, un fait domine encore dans ces expériences : c'est le fatalisme de ces actes qui s'accomplissent sous une impulsion irrésistible, comme tous les mouvements réflexes provoqués dans les vivisections par des sections transversales de la moelle. On conçoit d'ailleurs, aussi bien, dans toutes ces théories : et le sommeil d'un appareil centralisateur de l'adaptation pendant la veille du cerveau ; et le sommeil du cerveau pendant la veille de l'organe d'adaptation ; puisque l'adaptation peut s'opérer dans le cerveau, à la condition d'une action intégrale du centre coordinateur; ou par le cerveau, qui peut suppléer tout centre coordinateur.

Dans tous les cas, la localisation de la fonction d'adaptation dans le cervelet s'imposait à l'esprit d'une manière séduisante. Il ne fallait rien moins qu'un petit cerveau pour une telle centralisation ; et la simplicité de l'appareil était justifiée par la simplicité de la fonction, comme son volume l'était par le nombre des ramifications nerveuses qui lui sont indispensables et son isolement par l'indépendance qu'elle exige.

La conservation des mouvements d'ensemble, dans le cas de lésion du cervelet, s'expliquait par cette considération que les centres médullaires, entrant en action simultanément, peuvent en coordonner un certain nombre, et dans une étendue en rapport avec le nombre des centres moteurs en activité ; de même aussi que le cerveau peut se mettre en communication directe avec les centres médullaires, sans l'intermédiaire du cervelet.

L'abolition partielle ou totale des mouvements dont il s'agit, dans le cas d'intégrité du cervelet, s'expliquait par la multiplicité des conditions d'exercice des centres nerveux d'où dépendent les attitudes. Des troubles de l'attitude et des mouvements d'ensemble se produisent, en effet, dans les cas où l'impression périphérique ou la transmission centripète ou centrifuge a été compromise, dans ceux où le cerveau agit d'une manière intempestive, et, pour ainsi dire, tumultueuse ; quand les centres moteurs échelonnés dans la moelle sont lésés eux-mêmes ; aussi bien que dans les cas où la lésion porte sur le cervelet ; et ni l'un ni l'autre de ces états n'autorisait à contester le rôle du cervelet dans la production des phénomènes à l'état normal.

M. Bouillaud est cependant aujourd'hui presque seul à défendre ces prérogatives du cervelet. Lui seul peut-être croit encore qu'il y a « un rapport de causalité, une loi de cause à effet » entre les affections du cervelet et les troubles de la progression, de la station et de l'équilibration, qui les accompagnent ou coïncident avec elle ; et que, d'autre part, « les actes de mécanique animale connus sous les nomsindiqués plus haut, à leur état normal, reconnaissent le cervelet pour celui des centres nerveux encéphaliques, sans le concours duquel ces actes ne pourraient s'exécuter (quel que soit d'ailleurs, en lui-même, le mécanisme de ce concours) » (22).

M. Ed. Fournié (23) a réfuté cette doctrine, en ne voyant dans la coordination des mouvements que la manifestation pure et simple de la vie dans les organes appropriés à tel ou tel ordre de mouvement ou à leur ensemble ; et dans le cervelet qu'un appareil de renforcement, d'emmagasinement et de distribution de la force nerveuse ; mais l'objection capitale que l'on adresse à cette théorie est le fait que l'absence du cervelet chez les animaux inférieurs n'empêche pas l'adaptation d'où résulte l'attitude, et que son ablation chez les autres, non seulement ne compromet pas toujours l'équilibre, mais beaucoup des animaux chez lesquels l'opération a d'abord troublé l'équilibration, recouvrent souvent, au bout d'un certain temps, quand ils lui survivent, l'intégrité de leurs mouvements associés, et toutes les conditions physiologiques qui déterminent l'attitude. Or, une seule observation de ce genre suffit pour démontrer que, si le cervelet concourt habituellement, dans une mesure quelconque, à la coordination d'où dépend l'attitude, ce concours n'est pas indispensable.

Quant au bulbe, « l'organe central régulateur des mouvements d'expression », il ne paraît pas avoir de relations directes avec l'attitude, et son rôle se restreint aux mouvements d'où résultent la parole et l'expression du visage (25).

Il faut donc bien, d'après ce qui précède, que la moelle suffise à l'équilibration. La notion du milieu transmise à la substance grise médullaire provoque le tonus réflexe des groupes musculaires intéressés, qui se constituent à l'état d'effort. La volonté n'intervient que pour contrôler l'adaptation, diriger l'effort ou varier l'attitude.

DEUXIÈME PARTIE

LE TRAVAIL.

> Et incurvabitur sublimitas hominum.
> (ISAIE, II, 17.)

CHAPITRE PREMIER

ÉDUCATION DE L'ATTITUDE

Beaucoup d'animaux possèdent, en naissant, la faculté d'équilibrer leur attitude. Je citerai les petits cochons. Aussitôt nés et encore emprisonnés dans la mince enveloppe que fait éclater peu à peu l'expansion respiratoire, ils courent déjà : leurs mouvements sont un peu tremblotants ; mais ils sont précis et l'équilibration est correcte.

Il n'en est pas de même, on le sait, des petits enfants. Sans nul doute, les membres de l'enfant se meuvent, dans le sein maternel, en vertu du pouvoir réflexe : c'est-à-dire qu'une sensation élaborée dans la moelle se transforme dès lors en mouvement. C'est ainsi qu'il faut expliquer les soubresauts qui se produisent au contact de la main avec la peau du ventre de la mère ; et une main étrangère les détermine plutôt que la main de la mère elle-même, comme si l'impression sensitive était commune à la mère et à l'enfant. Toutefois ces mouvements ne sont pas assimilables à ceux qui déterminent l'attitude et qui réclament une véritable éducation.

Cette éducation comprend plusieurs phases. Dans la première les mouvements qui plus tard détermineront l'attitude verticale s'exécutent par une sorte d'automatisme héréditaire. On remarque que le sens de ces mouvements n'est pas quelconque ; ils sont dirigés, quoique inconscients et indépendants de l'action réflexe. M. Bernard Perez (40) est le premier, pensons-nous, qui les ait remarqués ; le sujet, d'ailleurs, est encore absolument neuf, même après l'excellent travail de cet auteur, qui complète les observations de MM. Taine (42) et Darwin (36 *b*), lesquels ont eu plus particulièrement en vue la sensibilité et l'idéation.

« Un petit enfant de six jours, à qui on laissait les bras libres dans le berceau, et surtout quand sa mère le faisait dormir dans son lit à côté d'elle, portait machinalement la main vers son visage et réussissait à la placer presque sous sa tête. Son père reconnut là une des positions qui lui sont habituelles quand il s'endort. Voilà donc évidemment, dit M. Perez, un acte automatique, héréditairement transmis à l'enfant, et qui, pour cette raison, facilite peut-être, pour lui, l'arrivée du sommeil. — Un mouvement très fréquent et très curieux chez les petits enfants est celui qu'ils produisent, sans nécessité, sans utilité apparente, et d'une manière plus ou moins accusée, avec les deux bras, ou avec un seul, en leur imprimant une impulsion de bas en haut, comme s'ils battaient la mesure à deux temps, ou comme s'ils parlaient à quelqu'un en lui faisant des recommandations sérieuses. De même, quand les jambes sont libres, elles vont et viennent, montent et descendent, avec une régularité automatique et qui rappelle certains mouvements des adultes.... Parmi ces mouvements confus, désordonnés, ébauchés, qui paraissent défier toute analyse,... j'ai remarqué chez un grand nombre d'enfants nouveau-nés une tendance persistante à porter leurs mains vers le visage et jusque sur les yeux, en même temps qu'à replier leurs jambes vers le corps : ces deux mouvements n'ont-ils pas pour cause unique et commune le besoin qu'ont leurs membres, encore peu habitués à l'extension qui, d'ailleurs, leur est plus ou moins pénible, de revenir à la molle flexion dont ils avaient pris l'habitude dans le sein de la mère ? Cette tendance est si forte, chez quelques-uns, que, pour les emmailloter, on est obligé de leur entourer les bras d'un linge, afin d'empêcher les mouvements d'ascension de leurs mains vers le visage » (40).

On remarquera que ces derniers mouvements se rapportent déjà à l'automatisme *acquis* d'Onimus (14). Quant à ceux qui se produisent en vertu de l'hérédité, nous ajouterons qu'ils disparaissent peu à peu, à mesure que s'accuse l'individualité chez l'enfant; mais beaucoup d'entre eux se retrouvent dans l'état convulsif, où l'on voit se répéter souvent un mouvement machinal qui ne comporte pas d'autres interprétations ; et l'automatisme héréditaire intervient pour une part importante dans un grand nombre de mouvements d'expression qui accuseront plus tard la ressemblance de famille, et spécialiseront l'attitude.

Dès cette époque, se manifestent dans les membres de véritables mouvements réflexes; mais, en fait de mouvements adaptés, on ne compte guère encore que les mouvements de succion, déterminés par le contact du sein maternel.

Le nombre de ces mouvements adaptés est bien plus considérable qu'on ne le croit habituellement. Darwin ne serait pas éloigné de ranger parmi eux l'éternuement et la toux, si l'on en juge par le passage suivant : « Nous voyons, dit-il, la différence qui existe entre les mouvements réflexes et volontaires chez les très jeunes enfants : ils ne sont pas capables, me dit sir Henry Holland, d'accomplir des actes analogues à l'éternuement et à la toux ; ils sont notamment incapables de se moucher et de débarrasser leurs gosiers des crachats. Il faut leur apprendre à accomplir ces actes, bien que, lorsque nous sommes un peu plus âgés, ils nous soient presque aussi faciles que des actions réflexes. L'éternuement et la toux ne sont cependant que peu ou point soumis à la volonté, tandis que les actes de nous gratter la gorge et de nous moucher sont entièrement volontaires (36 *a*). »

Sans doute, avant Henry Holland, tous les pères ont remarqué que les enfants ne savent se moucher qu'après un long apprentissage; et non seulement ils sont incapables de se moucher « en se pressant le nez et soufflant violemment à travers l'orifice rétréci, » mais il faut la croix et la bannière pour parvenir à les faire « souffler » quand on les mouche. Pour ce qui est de l'éternuement, j'ai vu éternuer beaucoup de nouveau-nés et je n'y ai pas vu une précocité exceptionnelle. Je dois dire d'ailleurs que, dans l'observation des enfants, Darwin m'a paru manquer de sa sagacité ordinaire et j'ai trouvé bien exagérés les éloges que l'on a donnés à ses descriptions. L'un des principaux mérites de Darwin est d'observer, pour ainsi dire, une plume à la main; de publier toutes ses observations, dont il tire ensuite des conséquences trop générales et pas toujours judicieuses. Il ne faut pas que les grandes découvertes qu'on lui doit nous fassent tout accepter de lui.

L'adaptation du mouvement exige d'abord, non seulement un certain degré d'éducation des sens ; mais alors même que le toucher, la vue, etc., sont suffisamment développés, les mouvements de l'enfant manquent encore de précision et ils pèchent plutôt par excès d'amplitude, assimilables en cela aux mouvements voulus d'un choréique.

Il est aisé de se rendre compte de ce défaut d'adaptation, de cette inexpérience de la motricité.

« L'appareil de transmission motrice échelonné dans toute la hauteur de la moelle a la propriété, dit M. Jaccoud (41), de transmettre des mouvements composés, harmonisés par une coordination préétablie. La *condition anatomique* de cette propriété est le groupement des cellules motrices en territoires distincts, unis à l'encéphale par des fibres qui apportent l'incitation volontaire, unis par les racines motrices aux muscles d'un même groupe ; c'est-à-dire à tous les muscles directs et antagonistes, qui sont naturellement associés dans l'exécution d'un mouvement. La *condition physiologique* de cette propriété est la propagation de l'incitation volontaire à des éléments nerveux qui ne l'ont pas directement reçue; cette propagation involontaire et fatale a pour agents les cellules de la substance grise et les prolongements par lesquel elles sont reliées entre elles et avec les racines motrices; c'est là le phénomène auquel j'ai donné le nom d'*irradiation spinale;* et, si la disposition qui vient d'être rappelée est une condition primordiale de la coordination motrice, c'est simplement parce qu'elle favorise les irradiations tout en les maintenant dans les limites normales... Supposons maintenant que l'harmonie préétablie de cet appareil soit rompue par une augmentation d'excitabilité dans ces éléments, ce désordre aura nécessairement les effets que voici : à un premier degré, la diffusion de l'incitation motrice (volontaire ou non) dans les groupes cellulaires est accrue, et le mouvement produit est altéré par la contraction exagérée de certains muscles et la contraction intempestive de certains autres (antagonistes). Ces conditions vicieuses viennent à la traverse du mouvement normal, le dévient de la direction, et en rendent l'exécution difficile et irrégulière ; mais le mouvement ainsi altéré conserve encore quelque chose des conditions physiologiques, il n'a lieu que lorsqu'il est provoqué par l'une quelconque des excitations naturelles (volonté, impression centripète des nerfs plantaires, etc.) qui mettent en jeu l'appareil spinal moteur; en l'absence de ces excitations pendant le repos, il n'y a pas de désordre appréciable... » Un degré de plus et le désordre aura lieu pendant le repos aussi bien que pendant le mouvement, c'est la chorée complète, « hyperkinésie des appareils de transmission et de coordination motrice (41). »

Ne sont-ce pas de même des irradiations immodérées qui caractérisent les mouvements non adaptés du petit enfant? On sait combien est vive chez lui l'excitabilité des éléments moteurs, un rien : une épingle dans son maillot lui occasionne des convulsions disproportionnées avec l'excitation ; et cette disposition persiste bien au delà de la première enfance. Mais de bonne heure il s'habitue à contenir son mouvement dans les limites où il doit normalement évoluer, à choisir les groupes musculaires qui doivent entrer en jeu et modérer ou empêcher les effets de l'irradiation sur les groupes voisins. La différence qu'il y a entre lui et le choréique, c'est que l'excitabilité chez celui-ci est maladive, que les transmissions nerveuses sont mal réparties, que l'équilibre entre les moteurs et les antagonistes est impossible à obtenir par suite de l'insuffisance ou de l'excès de l'influx nerveux dans les groupes antagonistes ; tandis que chez l'enfant tout est disposé pour obéir à l'impulsion motrice et en modérer les effets, que l'habitude seule, c'est-à-dire l'expérience, manque au sujet pour commander à ses muscles et s'en faire obéir.

Peu à peu, le toucher se précise, la peau, à deux mois, sait déjà discerner les caresses ; et l'enfant s'y complaît, puis au bout de quelque temps il se blase et réagit moins sous les attouchements ; les sensations visuelles l'ont d'abord étonné, puis égayé ; mais il s'écoule longtemps encore avant qu'il apprécie la distance, le relief, les rapports des objets... Or, toutes ces notions, nous le savons, sont indispensables à l'adaptation des mouvements de locomotion. Dès la première semaine la petite fille de M. Taine serrait pendant un certain temps l'index qu'on lui abandonnait ; mais elle était loin cependant d'une préhension réelle.

Chez l'enfant qui s'essaye à marcher, c'est encore

moins l'adresse qui manque, que la modération, la sobriété des mouvements. Vers le troisième mois, la petite fille de M. Taine « commence à tâter avec ses mains, à avancer ses bras ; mais elle ne sait pas encore diriger ses mains, elle palpe, elle remue vaguement ; elle essaye les mouvements des membres antérieurs, et les sensations tactiles et musculaires qui en sont l'effet ; rien de plus... c'est de cette multitude énorme de mouvements perpétuellement essayés, que se dégageront par sélection graduelle les mouvements intentionnels ayant un but et atteignant ce but (42). » Perez, citant ce passage, remarque qu'outre de ces mouvements spontanés, il y en a beaucoup d'automatiques que l'habitude coordonnera, dirigera, maîtrisera comme les autres et qui, par la suite, se confondront en apparence avec eux, alors que physiologiquement ils en sont distincts.

« Entre quatre et huit mois, continue le dernier de ces deux auteurs (40), l'individualisation de l'enfant se tranche de jour en jour : il franchit peu à peu l'intervalle qui sépare la mobilité de la locomotilité : il ne s'agitera plus sur place comme une sensitive (?), rivé aux bras de sa mère ou de sa nourrice ; il va se porter lui-même dans les différents points de l'espace... Voici un petit enfant de dix mois qui depuis quelque temps apprend à marcher. Ses premiers efforts ont été laborieux ; quoiqu'on le tînt avec soin par la robe, il échouait souvent dans ses tentatives pour faire quelques pas sérieux ; il lui arriva même plus d'une fois de rouler sur lui-même et de pleurer. Assez longtemps il en est resté à l'A b c de la marche, c'est-à-dire à piétiner sur place, comme un soldat novice à qui l'on enseigne à tendre en avant une jambe, puis une autre. Maintenant ses jarrets sont solidifiés ; il sait faire sept ou huit pas sans broncher. Mais comme il tourne la tête du côté de celui ou de celle qui le maintient debout ! Il sent qu'il ne se tient droit que grâce à l'appui qu'on lui prête, il se souvient de ses nombreuses chutes, ou, peut-être... a-t-il un sentiment instinctif de la difficulté de son entreprise : quoi qu'il en soit, il montre souvent qu'il a peur. Mais, le succès et les encouragements aidant, il finit par oublier ses appréhensions, il s'échauffe, il s'égaye et fournit quelques pas plus ou moins bien formés avec un entrain manifeste... et le sentiment heureux de la difficulté vaincue, » plaisir d'autant plus intense chez lui que, suivant la remarque d'Herbert Spencer (43), le sentiment d'effort qu'éprouve un enfant en accomplissant tel ou tel acte, en surmontant telle ou telle résistance, excède de beaucoup en intensité le sentiment d'effort qu'il éprouvera à vaincre plus tard une résistance proportionnelle. Il en est de l'appréciation de l'effort comme de l'appréciation des dimensions de l'espace. Qui de nous n'a pas éprouvé cette déception à laquelle fait allusion le même auteur, alors qu'on se retrouve au pays natal après une longue absence, pendant laquelle on le voyait en souvenir dans la perspective grandiose d'un regard d'enfant. Aujourd'hui, on est tout surpris de lui trouver des dimensions mesquines et d'enjamber en trois pas des distances qu'on ne franchissait autrefois qu'en courant.

Jusqu'alors nous avons vu l'enfant s'exercer à l'adaptation ; tout à l'heure il s'essayait à marcher dans l'attitude verticale ; mais il a déjà appris à coordonner ses mouvements qu'il n'est pas encore le maître de son équilibre, ce qui prouve que l'attitude verticale exige un apprentissage spécial. « A un an, dit M. Perez, l'enfant commence à *marchoter*, à *se lâcher* d'une personne à l'autre, à ne plus craindre autant les chutes et à les parer en s'appuyant des mains à terre : bien plus, le rôle de quadrupède ne lui paraît pas à dédaigner, puisqu'il lui est utile. Il est curieux à voir, s'appuyant du ventre contre une chaise ou un banc, et restant des demi-heures dans cette station verticale, rangeant et dérangeant ses jouets... se tournant et se retournant au gré de ses impressions mobiles, faisant avec précaution, et en se cramponnant, le tour de la chaise ou du banc, se baissant avec les mêmes précautions pour s'asseoir par terre, et puis se relever avec un peu plus de peine, enfin livré à lui-même, et n'ayant presque plus besoin de personne pour se mouvoir à volonté et se tenir dans la position la plus naturelle à l'homme. Encore quelques mois, quelquefois quatre ou cinq, quelquefois deux ou trois, et le petit être avancera tout seul, avec cette démarche boiteuse et empêtrée, qui lui fait lever les genoux avec un visible effort, comme s'il traînait des souliers de plomb à ses pieds (40). »

En résumé, c'est vers l'âge de douze à quinze mois que l'enfant commence à marcher seul. Jusque-là il avait le bassin trop étroit, les extrémités des os des membres inférieurs encore trop molles, le pied tourné en dedans et mal assujetti dans les jointures ; et la surface plantaire n'avait qu'un développement insuffisant. Mais ce qui manque avant tout au jeune enfant, c'est le sentiment de l'équilibre. De même qu'il ne commence à saisir les objets d'une manière intelligente qu'à une époque déjà éloignée de la naissance, de même l'instinct de l'équilibre ne se développe que tardivement chez lui. Vers deux ou trois mois, il commence à se tenir droit sur les bras de sa nourrice ; c'est déjà une attitude adaptée ; il a dès lors conscience du fonctionnement de ses muscles et sait les coordonner pour l'équilibration. Singe, il marcherait peut-être ; homme, il faut quelque chose de plus. Vers quatre ou cinq mois il marche, en effet, « à quatre pattes » ; mais il ne sait pas se relever ; bientôt il saura se tenir debout, qu'il demeurera encore inhabile à disposer ses membres pour passer de la station assise à la station verticale. On voit même des enfants qui marchent bien et ne savent pas se relever. Entre le moment où il se tient debout à l'appui d'un meuble et celui où il s'émancipe complètement dans l'attitude verticale, il s'écoule un intervalle plus ou moins long selon les enfants. Mais nous ne savons si les titubations proviennent d'un vertige, pareil à celui que nous éprouvons quand le milieu nous manque, ou si elles proviennent d'un défaut d'énergie des muscles qui soutiennent imparfaitement la contraction d'une manière continue et prolongée. En tout cas, l'équilibration, comme tous les mouvements d'ensemble, exige un apprentissage ; et quand on songe à la quantité de leviers osseux mis en mouvement dans des sens divers, à la quantité de groupes musculaires constitués à l'état d'effort dans des directions antagonistes, on s'étonne encore que cet apprentissage, plus long pour cette fonction que pour d'autres, soit d'aussi courte durée.

Certains enfants marchent très tard. Ce ne sont pas les plus chétifs. On serait tenté de croire que chez eux l'attention a été occupée d'autre chose ; ils s'exercent moins, ont moins d'activité physique ou sont naturellement plus paresseux. Beaucoup ne passent pas par la transition quadrupède et marchent à deux pieds de primesaut. On a dit que les petits nègres marchaient plus tôt que nos enfants et qu'ils devaient cette précocité à ce qu'on les laisse de bonne heure se traîner à quatre pattes. Je crois plutôt que les enfants qui se traînent ainsi avec plus ou moins d'habileté sont moins pressés de marcher à deux pieds. Dans tous les cas, on a tort d'ajouter que les nègres doivent à cet exercice précoce d'avoir des jambes moins difformes que les nôtres. Rien n'est disgracieux, au contraire, comme les jambes d'un nègre, grêles, sans mollets, et souvent cagneuses.

Les mères s'inquiètent beaucoup de voir leurs enfants en retard; cependant l'exercice prématuré n'a aucun avantage et peut avoir des inconvénients. Si l'enfant a les os faibles, on risque ainsi de lui faire prendre des attitudes vicieuses qui seront le point de départ de difformités incurables. Il vaut mieux s'en rapporter à ses instincts. Les chariots n'ont qu'un avantage, c'est de dispenser de surveillance, mais ils retardent l'enfant qui, n'étant plus obligé de veiller lui-même à son équilibre, ne s'en préoccupe plus autant. Toutefois, le chariot, inutile aux enfants sains et robustes, peut être utile aux enfants chétifs et rachitiques, en ce qu'il permet de leur faire prendre de l'exercice dans une position naturelle, tandis qu'ils resteraient immobiles sur les bras d'une nourrice et que l'habitude assez générale de les porter sur le même bras entraîne des difformités par le développement inégal des deux côtés du corps et l'attitude vicieuse qu'elle les oblige à contracter.

Le meilleur apprentissage de la locomotion pour un enfant et en même temps le meilleur exercice qu'il puisse faire consiste à se rouler par terre sur un tapis ou un paillasson. On dispose autour de lui des chaises ou des fauteuils dont il s'aidera pour se relever, se tenir debout et marcher. C'est ainsi que naîtra chez lui le désir de l'attitude verticale et qu'il arrivera à s'affranchir de la pesanteur qui l'attache au sol. Sa première victoire n'est pas celle dont il est le moins fier. Son petit air triomphant est plein d'éloquence à cet égard. Monsieur Bébé est le roi des animaux; le voilà debout et tout prêt pour la conquête du monde. C'est sa première émancipation depuis la rupture du cordon fétal ; et sa mère applaudit. Pauvre mère !

CHAPITRE II

ATTITUDES DE TRAVAIL

Cette attitude verticale si avantageuse et si élégante n'est pas exempte d'inconvénients, et ces inconvénients sont surtout manifestes dans les professions où la station debout est permanente ou prolongée ; mais il convient d'envisager le sujet dans sa généralité et de rechercher, d'une manière générale, les effets, sur l'organisme, d'une adaptation forcée de l'attitude.

Nous étudierons donc dans ce chapitre :

1° Le mécanisme des attitudes de travail ;

2° Leurs conséquences mécaniques et physiologiques ;

3° Leur hygiène.

1° Adaptation pour le travail.

Les attitudes d'équilibre se coordonnent par rapport à la gravité ; les attitudes de travail se coordonnent par rapport à l'effort.

Or, dans l'effort, il faut considérer :

1° L'énergie et l'amplitude de l'effort ;

2° La quantité de force musculaire et le nombre des leviers mis en jeu ;

3° La répartition des points d'appui des forces musculaires.

« L'harmonie des mouvements, dit Trélat (44), est le résultat d'une égale pondération dans toutes les parties du corps des actions et des résistances. C'est, si l'on veut, l'*accommodation de tout l'individu à un mouvement déterminé.* » Il s'établit donc pour le travail, comme pour l'équilibre, des compensations en sens inverse de la résistance ; et l'attitude, adaptée pour l'équilibre, dans ces circonstances, est une résultante du mouvement d'effort et des mouvements de compensation.

En fait, il y a un *centre d'effort* comme il y a un centre de gravité, si l'on veut appeler ainsi le point d'application de la résultante des forces de résistance ; comme il y a aussi un centre coordinateur chargé de centraliser l'impulsion motrice et de gouverner les groupes musculaires associés pour l'acte. Mais, quel que soit le centre d'effort, les inconvénients des attitudes de travail dépendent avant tout de ce fait que tout effort actif d'une énergie suffisante exige, tout d'abord, l'occlusion de la glotte et l'immobilité du thorax. Comme la respiration et même les mouvements du cœur sont plus ou moins entravés dans ces conditions et que l'hématose en souffre, il est clair que, toutes choses égales d'ailleurs, la *durée* pendant laquelle se maintient l'attitude aura une certaine importance; et, à cet égard, tous les hygiénistes ont insisté sur la distinction à faire entre les attitudes *temporaires* et les attitudes *permanentes*. Dans certaines professions où l'immobilité est presque absolue, la délicatesse du travail à exécuter peut être telle que le jeu de la respiration soit suspendu pendant de longs intervalles ; et, ici, la fatigue est bien plus en rapport avec la durée de l'attitude permanente qu'avec l'effort nécessité par le travail.

La fixité de l'attitude caractérise la plupart des professions. Dans les grands ateliers de fabrication, plus le travail est divisé, moins il est varié ; et c'est là qu'il faut étudier les mauvais effets de la permanence de l'attitude. Ce n'est pas l'avis de M. L. Beaugrand (45). « L'introduction des machines a créé, dit-il, d'heureuses modifications dans le travail des ateliers. A des attitudes gênantes, incommodes, qui, longtemps prolongées, finissaient par amener des vices plus ou moins marqués de conformation, a succédé une simple surveillance qui peut être exercée dans la situation assise ou debout. » Il est vrai qu'il reconnaît que « l'on note cependant encore l'attitude assise et penchée de côté des *tisseuses de soie* qui peut amener de légères déviations, etc. » De fait, les accidents dépendant de la pression ne devraient pas être relevés ici, d'après la définition que nous avons donnée de l'attitude ; mais, dans le langage des hygiénistes, les mots *attitude*, *position*, *posture*, sont devenus synonymes ; et puisque c'est le premier qui est adopté dans l'usage, nous ne pouvons faire les exclusions que, cependant, la physiologie commande.

Quoi qu'il en soit, il n'est pas douteux que l'influence dont il s'agit ne soit des plus pernicieuses ; et l'on peut ajouter que cet élément morbide demeure en dehors de la portée de l'hygiène, puisque cette division du travail est l'une des conditions de la grande industrie.

Il est, au contraire, quelques professions, telles que celles d'*acrobate* ou de *matelot*, où l'attitude varie selon les phases du travail varié de la profession. Le centre d'effort se déplace alternativement ; le corps utilise et développe plus complètement tous ses appareils. Aussi de semblables professions seraient-elles éminemment salubres, d'autant plus qu'elles s'exercent au grand air, si d'autres causes ne venaient pas combattre l'influence heureuse de ce travail varié, si, dans certains cas, la gymnastique n'était pas exagérée jusqu'au surmenage.

Chez les saltimbanques, ces conditions sont, en effet, poussées à l'excès. C'est à varier son attitude que l'acrobate emploie tous ses soins ; il n'a pas en vue un travail à accomplir ; l'équilibration artificielle du corps est le seul but de ses efforts ; les attitudes qu'il prend ne sont pas des attitudes normales ; elles exigent le fonctionnement plus ou moins énergique de la contractilité musculaire ; elles entraînent une combustion exagérée et une dépense de chaleur excessive ; et le jeu forcé des appareils qui résulte des variations capricieuses de l'équilibre en compromet le fonctionnement, d'autant que cette profession s'exerce dans les conditions hygiéniques les plus pernicieuses.

Il faut tenir compte également de la *direction* du corps dans l'attitude permanente. L'attitude verticale sera moins pernicieuse, toutes choses égales d'ailleurs, que l'attitude accroupie, qui ne s'observe d'ailleurs que dans un petit nombre de professions, comme chez les *mineurs*, les *blanchisseuses*, etc., ou même que l'attitude assise qui en caractérise, au contraire, un grand nombre.

En faisant la part de l'effort thoracique fondamental, la situation du centre d'effort, déterminé par le genre de travail, permettrait, à la rigueur, de classer les professions selon qu'elles nécessitent l'adaptation du corps entier, celle des membres supérieurs ou celle des membres inférieurs. Dans un grand nombre de professions manuelles, comme celles de *charpentier*, *boulanger*, *rémouleur*, *tisserand*, *tourneur*, *potier*, etc., c'est en vérité le corps qui travaille. Chez le *sonneur de cloches*, par exemple, on peut voir que les membres inférieurs travaillent autant que les supérieurs ; il en est de même dans les professions à traction, dans celles de *porteur d'eau*, etc. L'attitude fixe est évidemment d'autant plus préjudiciable que l'effort tend à se localiser davantage, surtout s'il se localise dans les membres supérieurs et dans l'un d'eux en particulier.

Enfin, soit que l'ouvrier travaille des pieds, soit qu'il travaille des mains, l'attitude fléchie ou droite du corps modifie encore les effets pernicieux de l'effort. Que l'on compare la fatigue du *vigneron*, du *tisserand*, du *tourneur*, de l'ouvrière qui travaille à la *machine à coudre ;* dans ces diverses professions, ce sont les pieds qui exécutent la partie fatigante du travail ; mais quelle différence dans la nature et la portée de l'effort !

En résumé, l'on peut dire que les attitudes professionnelles sont d'autant plus préjudiciables que le centre d'effort avoisine des organes plus importants ; que le corps est dans une position fléchie ; que l'attitude se prolonge.

La justification aussi bien que les conséquences de ces propositions se trouvent dans ce qui va suivre.

II° Conséquences physiologiques des attitudes du travail.

La permanence des attitudes naturelles ou anormales exerce plusieurs sortes d'influences.

1° Elles modifient les pressions que subissent les organes.

2° Elles gênent ou favorisent le jeu des divers appareils.

3° Elles changent la direction et les rapports des leviers osseux et des puissances qui les font mouvoir.

4° Elles accélèrent ou ralentissent le cours des liquides.

C'est-à-dire qu'il nous faut successivement étudier l'influence de l'attitude 1° sur les os et leurs articulations, 2° sur les muscles ; 3° sur les fonctions de nutrition et de reproduction, 4° sur l'innervation.

§ 1er. — *Influence des attitudes sur les os et les articulations.*

Il semble difficile, *à priori*, de ne pas admettre que les pressions ou les déviations imprimées aux leviers osseux, par le fait d'attitudes prolongées, ou d'attitudes fréquemment reproduites suivant un mode anormal, ou même normal, nuisent à leur développement régulier, surtout dans le jeune âge. Cependant cette influence a été contestée ; et, dans certaines théories, les difformités des os supposent toujours une altération primitive des vertèbres (Bouvier), ou se produisent presque exclusivement par le fait de l'inégalité d'action des groupes musculaires d'où résulte la rétraction, cause directe des difformités (J. Guérin). N'est-il pas plus naturel de penser que, chez l'enfant qui se tient habituellement courbé en avant, ce développement des corps vertébraux est entravé du côté concave, comme si la nutrition, selon l'expression de Delpech, se rejetait du côté de la convexité ?

Les phénomènes de la croissance, s'ils étaient mieux connus, pourraient éclairer cette question ; mais ce qu'on en sait est insuffisant. « Les procédés naturels d'accroissement, d'où résulte la croissance, se rattachent aux phénomènes histologiques, dit Dally (49 *a*), et finalement à la prédominance de l'assimilation sur la désassimilation. Tantôt les éléments s'accroissent individuellement, tantôt leur nombre augmente. La vie cellulaire comprend donc elle-même, pour chaque élément anatomique, des phénomènes de prolifération par segmentation simple, germination ou endogénèse ; c'est au sein de ce travail intime qu'il faudrait pouvoir poursuivre l'étude de l'accroissement des spécialisations de tissus, et, sans doute, des diathèses pathologiques. ».

Ce que l'on sait, du moins, c'est que la forme osseuse est le résultat final du développement histologique de l'os effectué dans de certaines conditions. Ces conditions, n'en déplaise à mon excellent ami Dally, sont déterminées d'avance, en vertu d'une loi d'harmonie préétablie ; et la *promorphose* de Bouchut n'est pas une conception imaginaire. Le type de l'attitude normale et, en général, de la forme humaine est *préconçu* dans le sens le plus large et le plus absolu du mot et « la matière obéit servilement, tant qu'une autre force ne vient pas la troubler. » Que, suivant les expériences d'Ollier (50), l'accroissement interstitiel des os ne joue qu'un rôle insignifiant dans leur croissance, attendu que cette croissance s'opère par la formation de nouvelles couches osseuses sous le cartilage épiphysaire pour les os qui en sont pourvus, sous le périoste pour les autres, il importe peu ; puisque l'arrêt de l'accroissement a lieu « par les pressions réciproques et surtout par l'ossification spontanée du cartilage de conjugaison » (49 *a*), et que le moindre changement déterminé dans la répartition de ces pressions par une résection ou une ostéite épiphysaire modifie la forme de l'os, aussi bien que l'ossification prématurée du cartilage épiphysaire ou son développement excessif dans les irritations, les inflammations ou les lésions diverses de la diaphyse (50).

Bien des causes peuvent intervenir dans la production des difformités. Certaines diathèses, telles que la syphilis et la scrofule; des maladies graves survenues pendant l'enfance, les accidents de la dentition, etc., influent d'une manière facile à prévoir sur l'accroissement des os et, suivant que ces troubles de la constitution surviennent à telle ou telle époque de l'enfance, cette influence se fait plus ou moins sentir, puisque la configuration des os, comme la force d'accroissement de leurs différentes parties, varient suivant les âges. Mais, l'attitude modifiant incessamment les pressions subies par les extrémités épiphysaires des os longs ou les surfaces de jonction des os courts, il est clair que c'est elle qui détermine en grande partie la forme définitive du squelette osseux sur l'homme et les animaux. Elle influe pour une grande part sur la dissymétrie si commune des deux moitiés du corps; soit que les tractions musculaires aient déterminé l'hypertrophie partielle ou totale d'une région, concurremment avec l'atrophie d'une autre; soit que les pressions exercées dans un point aient dévié la prolifération osseuse en l'exagérant d'un côté pendant qu'elles l'arrêtaient de l'autre.

Nous voyons intervenir plusieurs de ces causes aux différentes époques de la vie pour produire des modifications de la forme typique; et l'étude de ces influences est, au moment où j'écris, une question tout à fait actuelle. Nous allons les analyser en détail, au rachis, aux bassins et aux membres.

I. Rachis. — L'influence de l'attitude dans la production des difformités du rachis se déduit simplement de ce qui précède.

Dans l'attitude droite, dans la station verticale, à deux pieds, par exemple, nous savons que la colonne vertébrale présente normalement : 1° une triple courbure dans le sens antéro-postérieur, convexe en avant au cou et aux lombes, concave au dos ; 2° une courbure latérale à concavité gauche. On appelle *difformités* ou *déviations* du rachis les modifications pathologiques de ces courbures, que l'on classe depuis Galien (51) en *antéro-postérieures* comprenant la *lordose* ou *cambrure* et la *cyphose* ou *gibbosité*, selon le sens de la déviation ; et *latérales* confondues sous le nom de *scoliose*, qu'elles soient générales, partielles ou multiples, et accompagnées, ou non, de *torsion* de l'axe vertical.

Il convient de ne pas exagérer l'influence de l'attitude sur la production des courbures normales ou anormales. D'une part, M. P. Bouland (52) a reconnu que « le rachis humain présente à l'époque de la naissance deux courbures : une courbure cervicale et une courbure dorsale : la courbure lombaire existe quelquefois, mais elle fait le plus souvent défaut. Ces courbures ne sont appréciables que sur la colonne antérieure (celle formée par les corps vertébraux) ; la colonne apophysaire est droite dans la position horizontale. » En résumé, d'après cet auteur, « les courbures cervicale et dorsale, que présente le rachis, chez l'homme, résultent de son organisation même et non de l'action combinée des différentes causes se rattachant à la station bipède. » Il n'en est pas de même, toutefois, de la courbure lombaire, « qui ne devient constante que lorsque l'enfant a déjà commencé à marcher. »

D'autre part, les courbures anormales produites

sous l'influence d'une altération des vertèbres peuvent se développer pendant le séjour des malades au lit, dans la position horizontale ; « elles peuvent même progresser, grandir, dans cette attitude constante des malades : l'expérimentation clinique prouve journellement cette assertion » (52).

Cependant, personne ne songe à nier l'influence de l'attitude, et nous verrons plus loin la fâcheuse influence des attitudes scolaires en particulier. Des auteurs anciens parlent du plaisant spectacle de bossus, de courbes, de boiteux, que donnaient autrefois les processions de cordonniers et de tailleurs ; Tardieu a signalé chez les *nacrières* occupées à tourner avec le pied droit une meule sur laquelle elles appuient fortement la main, une forte saillie de la hanche gauche et un abaissement de l'épaule de ce côté ; Gubian a reconnu (54) l'obliquité du bassin chez les *dévideuses de soie ;* et l'on conserve au musée Dupuytren la colonne vertébrale de Séraphin, *montreur d'ombres chinoises*, qui présente un type de cyphose générale, avec effacement des courbures à convexité antérieure de l'état normal, pour décrire un axe presque régulièrement concave. On observe même, sur cette colonne, la soudure osseuse des vertèbres, qui témoigne, sans nul doute, de l'influence de l'attitude sur la nutrition de ces parties.

En étudiant précédemment les déplacements du centre de gravité et les péripéties de l'équilibration, aussi bien dans l'état normal que dans l'état pathologique, nous avons vu se modifier à chaque instant les courbures normales de la colonne, qui tantôt s'effacent et tantôt s'exagèrent, soit dans le sens antéro-postérieur, comme dans le cas où une surcharge est placée sur le dos ou sur le ventre, soit dans le sens latéral, où la rectitude est le plus souvent compromise, parce que la plupart des attitudes normales reposent sur la station hanchée, dans laquelle, à l'inflexion latérale, s'ajoute la torsion de l'axe.

Mais ces mouvements de totalité du rachis ne s'exécutent qu'à la faveur de plusieurs mouvements partiels, qui se passent surtout dans la région lombaire, mais aussi dans la région cervicale, et auxquels la région dorsale ne reste pas aussi étrangère que pourrait le faire supposer la rigidité de la cage thoracique. A chacun de ces mouvements, une déformation s'opère dans les disques intervertébraux, qui s'aplatissent du côté de la concavité de la courbure; et, en vertu de leur élasticité, se développent momentanément du côté de la convexité. Ces déformations ne sont que passagères, bien qu'elles soient assez sensibles pour affaisser la taille de 10 à 12 millimètres du matin au soir. Grâce à leur élasticité, les disques déprimés pendant cette période d'exercice reprennent leur volume, pendant le repos de la nuit; et, tant que leur tissu demeure normal, tant que la maladie ou la sénilité ne l'ont pas altérée, en même temps qu'elles paralysent l'adaptation, la hauteur moyenne de la taille n'en subit pas de diminution.

On conçoit bien que, si les os sont friables, dépressibles, ramollis par le rachitisme, le défaut de développement, l'ostéo-malacie, l'usure sénile, ils participeront à la déformation des disques; et que, dépourvus d'élasticité, ils ne reprendront pas leur forme première, quand ils l'auront ainsi peu à peu perdue.

Que si, en outre, des rétractions musculaires maintiennent le rapprochement anormal, soit pendant la veille, soit surtout pendant le sommeil, alors que les antagonistes des muscles rétractés ne fonctionnent plus, la déformation persistera d'autant plus fatalement.

Toutes les opinions exclusives sur l'étiologie des difformités vertébrales sont faciles à soutenir, même celle de Malgaigne (55), qui les attribue au relâchement des ligaments vertébraux du côté de la convexité. On ne peut nier, en effet, qu'une altération des vertèbres puisse entraîner une incurvation rachidienne du côté de l'altération; et, d'autre part, J. Guérin (56) nous paraît avoir suffisamment établi, dans ses nombreux travaux sur le sujet, que la contraction musculaire prolongée ou répétée sous forme convulsive produit une déviation du côté où les muscles malades entraînent la colonne; enfin, le rôle des ligaments dans l'équilibration est suffisamment établi pour que leur laxité explique la déviation, bien que M. P. Bouland (52) ait constaté que « les ligaments périphériques et les ligaments jaunes ne contribuent en rien à la formation des courbures (normales) qui persistent au même degré, alors même que ces ligaments ont été divisés. »

D'ailleurs, tous ces modes de production ont été constatés dans l'analyse des lésions de la scoliose, en particulier.

Mais tous ces faits sont en faveur de l'influence puissante de l'attitude naturelle ou anormale. J. Guérin démontre que l'action musculaire dans tel ou tel sens suffit pour déformer les vertèbres : le fait de la disparition de certaines scolioses par la position horizontale, ou autres procédés orthopédiques basés sur le même principe, fait pressentir l'influence des attitudes contraires; enfin la coïncidence de la scoliose et de la *claudication* fait supposer entre ces deux difformités une relation de cause à effet, même dans le cas où les sujets présentent d'autres altérations indiquant une affection générale du tissu osseux.

« Les causes qui portent sur les membres abdominaux, disent les rédacteurs du *Dictionnaire* en 60 volumes, sont plus nombreuses qu'on ne le croit communément. La moitié, au moins, des jeunes filles que nous avons interrogées avaient un des membres abdominaux plus fort que l'autre; chacun avait pu remarquer que, durant la station, elles se reposaient de préférence ou presque exclusivement sur lui; en touchant les jambes et les cuisses, on apercevait aisément que les muscles de ce côté étaient plus fermes, plus saillants, mieux nourris que ceux des parties opposées. Il est parfois très difficile de remonter à la cause de cette inégalité de développement; souvent on ne peut accuser qu'une habitude de se pencher plutôt sur un côté que sur l'autre... devant le piano, la table d'écriture ou le pupitre de dessin... quand le corps repose sur l'un des ischions qui, pendant l'écriture ou le dessin, est presque toujours le gauche, le poids du corps portant sur le bras gauche, pour que l'épaule droite relevée soit libre dans ses mouvements... Il est à remarquer que, dans ce dernier cas, les deux membres pelviens ne présentent aucune inégalité de forme et de nutrition, l'attitude qui produit la difformité ayant lieu sans leur intervention (57). »

Les effets de l'attitude anormale résultant de la

claudication se reproduiront chez les enfants rachitiques dont les membres auraient, d'ailleurs, la longueur normale, pour peu qu'ils maintiennent trop longtemps la position hanchée. Dans ces cas, la station assise, qui est l'attitude prolongée la plus commune à cet âge, la tendance du corps à se porter en avant, du côté où s'est élargie la base de sustentation, peut favoriser la cyphose ou la simple voussure du dos, déjà si disgracieuse. On pourrait, enfin, pour les mêmes raisons, attribuer une influence pernicieuse à certains exercices réputés salutaires, tels que l'escrime, qui exagère la position hanchée et qui, pratiquée habituellement dans le jeune âge, favoriserait la tendance à la scoliose pour peu qu'il se rencontre une prédisposition d'un ordre quelconque. Il existe, à cet égard, des préjugés regrettables; et les exercices violents ont souvent exagéré des déviations qu'ils étaient destinés à combattre.

Les déviations résultant de l'action des membres thoraciques procèdent de haut en bas et ont pour cause l'action prépondérante de l'un de ces membres, par exemple, pour faire des armes, tourner une manivelle, mouvoir un marteau. Dans ce cas, « l'épaule de ce côté deviendra plus forte ; les muscles qui, de l'omoplate correspondante, se rendent à l'épine, agiront avec un surcroît d'énergie et tireront de leur côté les apophyses vertébrales, en même temps que les muscles spinaux du côté opposé seront forcés de se contracter pour soutenir la colonne, en portant vers eux son extrémité supérieure. La combinaison de ces deux actions détermine bientôt, à la région dorsale, une courbure à concavité gauche, l'épaule droite s'élève et semble se rapprocher de l'axe du corps, tandis que la gauche s'en écarte et s'abaisse ; le sein droit est plus saillant et plus élevé que l'autre ; les côtes droites présentent un développement plus considérable que celles du côté opposé.... De plus, à mesure que l'épaule droite attire à elle la colonne vertébrale, les muscles des lombes tendent à rétablir l'équilibre : une contre-courbure à concavité droite se forme entre la fin de la partie dorsale et le commencement de la partie lombaire ; ensuite les dernières vertèbres lombaires se recourbent de droite à gauche, pour gagner le sacrum, dont la surface a perdu sa direction par l'élévation de la hanche gauche. Que l'épaule droite soit chargée d'un fardeau, que l'avant-bras replié porte un poids ; en un mot, que l'on ajoute, d'une manière quelconque, à l'action du membre droit, le mécanisme dont il s'agit se reproduira et entraînera les mêmes déviations » (57).

Nous reprendrons cette question au sujet des attitudes scolaires.

II. Bassin. — L'attitude n'a, pour ainsi dire, aucune influence sur la conformation du bassin, au delà d'un certain âge. Cependant l'obliquité du bassin a été signalée, avons-nous dit, entre autres par Gubian (54) chez les dévideuses de soie, comme le résultat d'une attitude penchée habituelle. Cette assertion, il est vrai, est contestable, sauf le cas d'ostéomalacie, qui se retrouve, comme cause de la difformité, dans tous les cas de bassin vicié, chez l'adulte.

Dans l'ostéomalacie, les pressions et les tractions musculaires résultant de l'attitude seule dépriment les os iliaques, qui se plient angulairement, plutôt qu'ils ne s'incurvent. Sous cette triple influence, les diamètres se raccourcissent, sauf le diamètre antéro-postérieur de l'excavation qui peut demeurer normal, la symphyse pubienne est augmentée et la concavité du sacrum remplacée par une gouttière transversale profonde, résultant de la flexion de cet os à angle aigu; les branches de l'arcade pubienne arrivent presque au contact; l'ensemble du bassin présente un aspect anguleux (58).

Chez l'enfant, liinfluence de l'attitude sur la forme du bassin est bien autrement puissante.

Certains auteurs prétendent, avec Fabbri (59), que les pressions mécaniques, alors que les pièces sont encore flexibles, peuvent engendrer à elles seules toute la série des caractères de la viciation oblique-ovalaire. Cette assertion est très contestée.

Cependant on conçoit que le fait puisse se produire dans le cas de luxation congénitale du fémur. Dans ce cas, en effet, il se produit une obliquité du bassin, caractérisée par l'inclinaison du bassin du côté luxé, l'élévation de l'aile iliaque correspondante, en même temps que la tubérosité sciatique est déjetée en dehors, ce qui éloigne l'arcade; enfin une inclinaison de la base du sacrum et de la pointe du coccyx du côté de la luxation.

Dans la luxation double, ces caractères se reproduisent des deux côtés, ce qui diminue la hauteur du bassin, en l'inclinant en avant et en élargissant ses diamètres horizontaux.

Mais l'attitude agit puissamment surtout dans le cas de rachitisme, même en l'absence de toute claudication; et l'on a même observé la déformation du bassin chez des enfants maladroitement assis ou portés sur les bras de leurs nourrices, avant qu'ils eussent commencé à marcher.

Plus tard, la déformation du bassin est précédée de celle des membres inférieurs ; et la répartition des pressions déformantes devient de plus en plus complexe. On conçoit d'abord que la pression du tronc doit tendre à abaisser le promontoire, à porter la base du sacrum en avant et à courber l'arc postérieur du détroit supérieur, pendant que la contre-pression opérée par la tête des fémurs pousse l'une vers l'autre les cavités cotyloïdes, entraînant dans le mouvement l'arcade du pubis qui se rapproche du promontoire. De là l'aplatissement du détroit supérieur et le raccourcissement de ses diamètres, surtout du sacro-pubien, et l'intégrité de l'excavation et du détroit inférieur, quand ils ne sont pas rétrécis par le fait du rachitisme même.

Suivant que l'incurvation ou le raccourcissement des os des membres sont plus prononcés d'un côté que de l'autre, ou que le rachitisme n'altère qu'une partie des os du bassin, son aspect général s'éloigne davantage de l'état normal, d'autant plus que, dans ces conditions, l'influence des courbures rachitiques ou compensatrices de la colonne ne se traduit plus, comme chez l'adulte, par une simple inclinaison, mais par une sorte de torsion du bassin, élevant l'aile iliaque du côté de la concavité lombaire.

Toutefois, à mesure que l'enfant se développe, la variété d'attitudes habituelle à cet âge peut corriger, en partie, l'influence de rachitisme, sauf en ce qui concerne les pressions de haut en bas, qui sont inévitables dans la plupart des attitudes habituelles.

III. Membres. — C'est aussi dans le cas de rachitisme que s'observent les difformités des *membres inférieurs*, qui dépendent de l'attitude. Ainsi se produisent : la flexion du col du fémur, la courbure des os des membres, l'affaissement de la tubérosité externe du tibia (*genoux cagneux*), le renversement des pieds d'un côté ou de l'autre. On a observé que la marche des déformations est ascendante, que les tibias se courbent avant les fémurs, ceux-ci avant les os pelviens et ces derniers avant le rachis. Il n'est pas absolument rare de trouver localisées dans un seul os les déformations du rachitisme, qui provoquent toutefois des anomalies dans les os supérieurs, d'ailleurs sains (Depaul), ce qui donnerait raison à la théorie de Fabbri citée plus haut.

Aux *membres supérieurs*, la pesanteur tend à écarter les parties mobiles et à vaincre la résistance des os, des muscles et des ligaments. « Si le membre est dans une position telle que la direction de la pesanteur approche de la perpendiculaire à son axe, cette force tend à la courber ; et la déformation de l'avant-bras, dans le rachitisme, dépend sans doute, en partie, de cette influence ; car le sens de la courbure répond précisément au sens dans lequel agit le poids de la main, quand l'avant-bras est horizontal et en pronation, position très rapprochée de celle qu'il affecte dans la plupart de ses actes fonctionnels (4). »

Attitudes scolaires.

Les attitudes scolaires présentent comme la synthèse des conditions précédentes, auxquelles s'en ajoutent d'autres, attendu que ce genre d'attitudes n'influe pas seulement sur les os et leurs articulations, mais sur d'autres systèmes et appareils, tels que celui de la vision, par exemple : toutefois c'est principalement à propos des déformations du squelette que les discussions se sont engagées, dans ces derniers temps, en particulier au Congrès international d'hygiène en 1878, et plus récemment à la Société de médecine publique de Paris.

Ce n'est pas d'aujourd'hui, nous l'avons vu, que le sujet attire l'attention des médecins ; ce qu'on y a ajouté se rapporte surtout au mécanisme de l'écriture et à la myopie scolaire. Je pense qu'il est avantageux d'embrasser la question dans son ensemble, dussé-je élargir un peu mon cadre, et m'effacer devant de plus compétents.

Les premières observations un peu détaillées sont dues à M. le D. Mathias Roth (60). Elles remontent, pour le moins, à 1862 et lui font honneur.

Le but de l'éducation physique pour le docteur Roth est (61) :

1° De ne pas entraver le développement normal du corps par des défauts dans la ventilation, la température ; par malpropreté, mauvais éclairage, livre imprimé en petit caractère, mauvaise position en écrivant, par des bancs sans dossiers ; par les mauvaises conditions du boire et du manger, les vêtements trop justes, les talons trop hauts : c'est pourquoi l'instituteur devrait avoir des notions élémentaires et pratiques sur l'art de conserver la santé.

2° De développer pratiquement toutes les parties du corps par un système scientifique d'exercices libres susceptibles d'être enseignés à partir de l'âge où l'enfant entre à l'école.

Ces exercices forment une science qui « vise au développement harmonieux de l'esprit et du corps, qui considère l'homme comme une inséparable unité et n'admet pas le développement séparé du corps ou de quelques-unes de ses parties, sans un développement concordant de l'esprit » (Ling).

Le D. Roth incrimine d'abord l'attitude verticale telle qu'on l'impose aux enfants lorsqu'ils récitent leurs leçons : les pieds joints, les bras croisés, le corps penché en avant. Nous ne pensons pas que la même contrainte existe en France ; mais il est bon, en effet, de faire savoir aux institutrices que, « pour bien se tenir debout, il faut avoir les pieds modérément écartés ou placés l'un derrière l'autre, les bras pendants, » et le corps droit sans exagérer la cambrure.

Le corset et les talons hauts imposent aux femmes, dès leur jeune âge, une attitude anormale ; et, si l'on déshabille par la pensée une femme en toilette, on ne peut se la représenter autrement que les genoux demi-fléchis, les fesses en arrière et le tronc fortement cambré pour rétablir la rectitude de la taille. M. Roth comprend d'une autre manière les inconvénients du corset ; mais il lui attribue également une grande influence sur les déviations vertébrales.

Dans le travail à l'aiguille, « le corps est ployé en deux ; la partie supérieure penchée en avant, une jambe repliée par-dessus l'autre ; l'abdomen et l'estomac comprimés se refusent à faire une bonne digestion ; la circulation du sang est interrompue ; et de là viennent une foule d'indispositions ou de maladies sérieuses, sans compter la déviation vertébrale. »

Il conviendrait que l'*ouvrage* se rapprochât du corps et non la poitrine de l'ouvrage ; « celui-ci attaché sur la table à une masse pesante se trouve parfaitement tendu ; et la colonne vertébrale bien appuyée sur le dossier d'une chaise ne court aucun risque de déviation ; la circulation se fait dans les meilleures conditions et les digestions sont bonnes. »

Quand elle travaille au métier, la jeune fille applique son métier à sa poitrine, s'incurve en avant, et élève l'épaule droite, en même temps qu'elle abaisse l'épaule gauche ; « elle produit ainsi des déformations des côtes et de leurs cartilages en même temps qu'une incurvation de la colonne vertébrale. Il suffit, pour éviter tous ces inconvénients, de se servir de métiers montés sur pieds et munis de vis de pression qui maintiennent la tapisserie bien tendue. »

« Les jeunes filles qui, chez les blanchisseuses, sont constamment occupées au repassage, sont très sujettes aux incurvations latérales de l'épine dorsale. Cela tient à la mauvaise disposition des tables qui sont beaucoup trop hautes, ce qui force les ouvrières à relever fortement l'épaule du côté qui tient le fer. La meilleure manière d'éviter les incurvations spinales, chez les repasseuses, consiste donc à faire travailler ces ouvrières sur des tables plus basses et à les habituer, en même temps, à se tenir indifféremment de la main gauche et de la main droite. »

M. Roth signale, en outre, les défauts du mobilie scolaire, surtout dans les écoles de charité, où « l'écolier, serré dans des vêtements trop étroits, le corps plié en deux, la tête en avant, les coudes appuyés sur les cuisses, arrête lui-même la circulation dans ses membres inférieurs, d'où il suit qu'il a, comme on dit vulgairement, le sang à la tête et les pieds froids ; ajoutez les mauvaises digestions et l'incurvation exagérée de la colonne vertébrale, et vous reconnaîtrez que le corps doit être plutôt maintenu en droite ligne par le dossier du siège ; le livre étant lui-même appuyé sur une table, le sang peut circuler sans obstacle et l'on évite ainsi la plupart des troubles dans les fonctions digestives. »

Les inconvénients des méthodes d'écriture ne lui ont pas échappé. « On s'inquiète beaucoup, dit-il, d'enseigner aux enfants la manière de tenir le papier, la main, la plume, quand ils écrivent; mais on ne s'occupe pas de faire prendre à leur corps une position telle que l'une des épaules ne soit pas plus haute que l'autre. C'est une pratique détestable, car une incurvation spinale latérale est le résultat constant de cette négligence. Cependant il est bien facile de remédier à ce fâcheux état de choses : donner aux enfants un pupitre légèrement incliné sur lequel les deux bras puissent s'appuyer, de façon à maintenir le corps en équilibre ; une chaise à large dossier dans lequel la partie lombaire de la colonne vertébrale soit bien encadrée ; recommander une légère obliquité du papier, et ne pas faire durer trop longtemps les leçons d'écriture ; tels sont les principaux moyens d'obtenir de bons résultats. »

Au piano, la jeune fille a de la tendance à se pencher en avant, pour se rapprocher de la musique, en allongeant les bras et en rétrécissant la poitrine. « L'emploi d'un siège à dossier permet encore ici de redresser le corps, de faire ressortir la poitrine et creuser les reins, ce qui constitue un maintien normal salutaire et plus gracieux en même temps. »

L'équitation entraînerait également des déviations latérales de l'épine chez les jeunes filles faibles, et l'auteur conseille de ne jamais laisser monter à cheval les jeunes filles au-dessous de huit ans, ni celles qui, quoique plus âgées, ont des prédispositions aux incurvations latérales ; « car l'équitation est l'exercice le plus dangereux pour l'équilibre de la colonne vertébrale, » quand le corps ne se tient pas dans la rectitude normale.

Il faut bien le dire, on a quelque tendance à exagérer les choses. Quel est celui d'entre nous qui ne considérerait comme un véritable supplice l'obligation d'écrire dans la position voulue par Liebreich, par exemple (62) ? « La partie supérieure du corps doit, dit-il, être maintenue droite ; la colonne vertébrale ne doit être contournée ni à droite ni à gauche ; les omoplates à la même hauteur doivent, avec le bras, être appliqués sur les côtes, sans jamais porter le poids du corps. Les deux coudes, de niveau et presque perpendiculaires sur les omoplates, ne doivent pas être appuyés, les mains et une partie de l'avant-bras seulement reposant sur la table ; il faut que le poids de la tête soit bien en équilibre sur la colonne vertébrale, de façon qu'elle ne penche jamais en avant ; elle ne doit tourner sur son axe horizontal que juste assez pour que, la face étant légèrement inclinée, l'angle formé par le rayon visuel dirigé sur le livre ne soit pas trop aigu. »

L'auteur avoue que, toute simple et naturelle qu'elle paraisse, cette position ne peut être obtenue avec les bancs et les tables actuellement en usage. Nous reconnaissons bien les défauts du mobilier scolaire qu'ont signalés tous les auteurs, en particulier M. Riant (63), et nous sommes partisan surtout des sièges à dossiers ; mais, en ce qui concerne l'écriture, les dossiers seront bien rarement utilisés et l'inclinaison latérale du corps s'impose par la force des choses, ce qui n'empêche pas, évidemment, d'en faire ressortir les inconvénients, d'ailleurs trop réels.

M. Dally incrimine surtout les attitudes passives et innocenterait volontiers les autres. Il n'admet pas toutes les données de M. Roth. « La plupart des figures (de M. Roth), *le balayage*, *la couture*, *le repassage*, *le port des enfants* sur le bras gauche sont peut-être disgracieuses, dit-il, mais sûrement innocentes... L'action du poids du corps ne figure pas dans les données de M. Roth... Les repasseuses et les bonnes d'enfants sont plus droites que les savantes écolières dont elles livrent le linge. Jamais le balayage n'a déformé qui que ce soit... Ce ne sont pas les attitudes actives ni la musculation asymétrique qui déforment, ce sont surtout les attitudes passives. »

Ce n'est pas que M. Dally innocente absolument l'effort musculaire ; mais lorsque les muscles déterminent des attitudes vicieuses, c'est toujours la pesanteur qui produit la déformation, quand, au lieu de répartir également les charges qu'ont à supporter les pieds ou le siège, dans la station debout ou assise, on s'efforce de maintenir l'équilibre par un effort musculaire ; quand, au lieu de compenser convenablement les surcharges, en adoptant une attitude qui les neutralise, on impose au corps une rectitude précaire et pour ainsi dire artificielle, par une attitude forcée.

Ces conditions se retrouvent même dans la marche. L'enfant, dit M. Dally (49 *b*), doit marcher en posant les pieds sous un angle très aigu, et éviter de faire porter exclusivement le poids du corps sur telle ou telle partie de la plante ; talon, pouce ou orteils. L'attitude vicieuse du pied la plus commune est *le pied en dehors*. Les enfants qui marchent sur le bord interne du pied font peser le poids du corps sur l'articulation du cou-de-pied, de façon que le muscle, assez faible, qui relève le bord interne de la plante est incapable de lutter avec son antagoniste qui relève le bord opposé. Les conditions de cette lutte, d'où résulte, à l'état normal, l'attitude régulière du membre, sont trop inégales quand le poids du corps vient favoriser l'action du muscle antagoniste. Bientôt, la plante du pied, qui doit cependant à sa construction en voûte un degré de résistance exceptionnelle, s'affaisse ; la jambe se fatigue, certains muscles s'atrophient, le genou se tourne en dedans ; et la déformation se propage à tout le squelette. En outre, les membres ainsi déformés sont incapables d'une fatigue continue, tant en raison de la répartition vicieuse de l'effort, qui se porte tout entier sur un groupe musculaire, à l'exclusion de son antagoniste, qu'à raison de la douleur. M. Dally croit pouvoir assurer qu'un enfant sur dix offre cette déformation à un degré plus ou moins marqué.

Il n'est pas jusqu'à la chaussure dont les formes défectueuses, qu'elles soient trop petites, trop larges, trop hautes ou trop dures et mal faites, influent sur les déformations, et il faut faire la part de ces faits dans l'étude des attitudes scolaires, plusieurs de celles qui ont été attribuées à l'école étant surtout des attitudes *de l'âge* scolaire.

L'auteur que nous citons blâme surtout la cambrure qu'on impose aux jeunes sujets. C'est surtout, dit-il (49), dans les pensionnats de demoiselles et notamment à Saint-Denis que le précepte est mis en vigueur. « Le précepte « tenez-vous droit ! creusez « les reins ! » qui est à l'usage d'un grand nombre de familles, de pensionnats et même de marchands de bretelles, régénérateurs de l'humanité, est simplement désastreux. » Il contraste avec celui qui prescrit au *soldat sans armes* de rentrer le ventre et d'effacer les épaules ; et les vices classiques de la station debout sont nombreux.

Dans la station assise, on rencontre des contradictions plus nombreuses encore, s'il est possible. D'abord, en ce qui concerne le mobilier scolaire, la distance focale, les méthodes d'écriture et de dessin, il est facile de trouver des « autorités » même pour prescrire des grosses erreurs, dans les applications de la statique et de la physiologie... Nos devanciers, sans exception, on peut le dire, ont cru à tort que l'influence des attitudes comme cause des déformations dépendait de l'action inégale des muscles. Ils croyaient volontiers que, par la répétition d'un effort *musculaire* symétrique, il se produisait des déformations articulaires et osseuses considérables ; et c'est surtout aux *exercices* professionnels et domestiques qu'ils attribuaient les dysmorphies dont bien peu de sujets à enfance délicate sont exempts. C'est ainsi que l'action prédominante du bras droit, dans bien des usages de la vie, a été longtemps et fortement accusée de toutes les déformations rachidiennes à convexité droite, auxquelles on ne trouvait d'autres remèdes que l'exercice du bras gauche, qui souvent aggrave les déformations secondaires, ou les corsets soi-disant orthopédiques qui, eux, les aggravent toujours. La seule observation des ouvriers manuels, menuisiers, forgerons, cultivateurs, ciseleurs ou autres, aurait dû, à défaut même de toute étude de physiologie musculaire, montrer que, si les actions musculaires asymétriques avaient les propriétés déformantes qu'on leur prête, nous aurions sous les yeux toute une population de scoliotiques et de bossus..., cependant les déformations rachidiennes sont dans ces états excessivement rares ; on trouve des muscles plus volumineux et plus forts d'un côté à l'autre, mais le squelette est symétrique, même chez les maîtres d'armes. Il n'en est pas de même, quand ces ouvriers prennent et gardent un équilibre vicieux dès le jeune âge, compriment les surfaces osseuses avec les outils et s'appuient presque exclusivement sur un soutien partiel, l'un des pieds, l'une des fesses, par exemple : les brodeuses, les tourneuses, les tisseuses sont dans ce cas. Les vignerons, d'un autre côté, se voûtent beaucoup et longtemps tout d'une pièce..., mais il reste acquis... que l'action musculaire, aussi asymétrique, aussi énergique qu'on la suppose, reste à elle seule incapable de produire une déformation du squelette. L'agent qui, en dehors de l'hérédité, produit les déformations, c'est la pesanteur, ou plus exactement, c'est le poids du corps s'exerçant, grâce à un équilibre vicieux, sur une région qui n'est point appropriée à une résistance adéquate et selon une direction qui n'est point normale... »

Parmi les attitudes scolaires, M. Dally en signale particulièrement deux « qui sont *recommandées*, *enseignées* dans nos écoles » et dont les effets sont « une calamité publique ». Ce sont : « les reins creux » et « la station graphique unilatérale ».

« Si l'on *creuse les reins* (cambrure, ensellure), on déplace en avant le centre de gravité... Les viscères ne sont plus maintenus dans la cavité abdominale, la ceinture musculaire perd, par l'excès même de sa tension, sa contractilité, les viscères débordent les crêtes iliaques et viennent, en certains cas, tomber sur les cuisses. On réalise ainsi volontairement la déformation abdominale qui survient après la grossesse chez certaines femmes à muscles émaciés. D'un autre côté, le déplacement en avant du centre de gravité, qui se trouve au point tangent à l'axe lombo-sacré, entraîne le dos dans un sens opposé ; le haut du tronc se rejette en arrière et, pour contre-balancer finalement cet équilibre instable, le cou se fléchit en avant, entraînant le menton en l'air et la tête se rejette en arrière... Au bout d'un certain temps, les reins restent creux, tant par suite de l'impuissance des muscles fléchisseurs du tronc que par suite de l'extension forcée des articulations lombo-sacrées, qui s'adaptent à une attitude permanente. J'ai vu un nombre considérable de sujets... qui ne pouvaient plus fléchir les reins et qui ne fléchissaient le tronc que faiblement par les seules vertèbres dorsales arrivant à 70° ou 75° angulaires. De même que le dos, au surplus, mais non pour les mêmes motifs, le sacrum se projette en arrière, de haut en bas ; ce n'est plus ici une flexion compensatrice, mais une simple bascule de levier ; le sacrum entraîne le bassin, qui devient très incliné de haut en bas et d'arrière en avant, ce qui vient encore favoriser la projection antérieure des viscères. »

Cette attitude se transmet héréditairement ; et M. Dally signale le contraste qui existe à cet égard entre les statues grecques et romaines et nos femmes ensellées et obèses ; car l'obésité serait une conséquence de cette attitude, les reins creux entraînant une série de déformations : « dos ronds, ensellure cervicale, ventre procident, fatigue lombaire, extrême incapacité de marches longues, inclinaisons du bassin, obésité, raideur du tronc, etc. » Le tableau est chargé, croyons-nous ; mais il est certain que nos femmes deviennent véritablement impotentes au point de vue de la marche ; et l'attitude vicieuse favorisée par le costume ne saurait être sans influence à cet égard.

Nous ne croyons pas, vu la tyrannie de la mode, le remède aussi simple que le pense M. Dally. Il consisterait à « laisser les enfants se reposer quand ils sont assis ; c'est-à-dire placer leur tronc dans une très légère flexion à courbure unique du coccyx au crâne, tout en leur offrant un dossier, au niveau de la première vertèbre lombaire, vers la région du centre de gravité. Il faut aussi que le siège comprenne près des deux tiers des cuisses, les ischions et le coccyx. Sur cette large base de sustentation, un poids considérable peut être porté sans fatigue, tandis que, dans la détestable attitude aux reins creux, le centre de gravité se déplace en avant et vient tomber entre les cuisses, au centre d'une aire beaucoup plus circonscrite. Quant à l'attitude debout..... le plan vertical passant par les trous auditifs doit se trouver dans le plan des crêtes iliaques supérieures et des axes des cavités cotyloïdes. Dans cette attitude, l'apophyse épineuse lombaire la plus éloignée du plan vertical tangent au crâne et au dos, aux fesses et aux talons ne doit pas s'écarter de plus de 3 centimètres, afin que le centre de gravité, situé au centre du corps vertébral, se trouve géométriquement dans le plan médian transversal à son intersection avec le plan antéro-postérieur. »

Les remarques de M. Dally au sujet de la *station graphique uni-latérale* nous paraissent avoir plus d'importance, en ce sens que l'on peut mieux y porter remède. « Depuis l'adoption de l'écriture anglaise, inclinée de gauche à droite, on a contracté, dit-il, l'habitude d'incliner le papier par rapport au corps. De cette façon, les lignes que l'on trace sont perpendiculaires à l'axe transversal du corps et la main droite repose aisément sur son bord externe, en sorte que ses mouvements de flexion sont aussi des mouvements naturels d'adduction. Dans ces dix dernières années, quelques maîtres d'écriture, choqués sans doute de la très grande variété d'obliquité sur le pupitre et désireux de réaliser cette grande uniformité, qui est un des soucis nationaux... se sont avisés de rectifier la méthode usuelle, et puisqu'il faut que quelque chsoe soit de travers, d'y mettre le corps au lieu du papier. A cet effet, ils ont prescrit aux écoliers d'incliner le tronc à gauche, de poser le coude et l'avant-bras gauche transversalement sur la table, de se reposer sur la fesse gauche, en avançant le pied du même côté. Dans cette attitude, le tronc se trouve en effet, par rapport à l'écriture, dans la même position que si, le corps étant d'équerre, le papier était incliné, c'est-à-dire que les jambages sont perpendiculaires à l'axe transversal du corps ; mais le papier est d'équerre avec la table... il est vrai que le corps est de travers, qu'il est dans un équilibre vicieux, que, pour peu que cette attitude se prolonge, les vertèbres, tournées sur leur axe en un sens opposé aux lombes et au dos, se déformeront, que le rachis s'incline et que le poids du corps, au lieu d'être supporté symétriquement par les ischions, les symphyses sacro-iliaques et la colonne, portera désormais sur un ischion et sur le coude, qu'entre ces deux supports le rachis s'inclinera comme une tige flexible offrant deux appuis, et qu'il se formera un arc à convexité gauche... Qu'importe, ne faut-il pas que le papier soit droit!... Si les garçons échappent dans une certaine mesure à cette influence, il n'en serait pas de même des filles : « presque toutes ont, de nos jours, l'épaule gauche plus haute et les côtes gauches plus saillantes, plus volumineuses. » L'auteur a eu sous les yeux en 1879 plus de 30 cas de déformations de ce genre dues à cette cause. M. Dujardin-Beaumetz (64) a constaté cette déformation 20 fois sur 25 élèves maîtresses. Sur 709 jeunes gens examinés à l'école de gymnastique de Stuttgard, 640 présentaient une déviation latérale du rachis avec élévation d'une épaule (généralement la gauche), ensellure des reins, asymétrie thoracique; et la circulaire ministérielle attribuait la déformation « à une position vicieuse dans la station assise et surtout pendant l'action d'écrire » (65). Quoiqu'il s'occupe spécialement d'orthopédie depuis vingt-cinq ans, ce n'est que depuis cinq ou six années que M. Dally observe la grande fréquence de ce genre de déformation. Les auteurs constatent, en effet, que la scoliose à convexité dorsale droite était incomparablement la plus fréquente; aujourd'hui, il paraît en être tout autrement. « Néanmoins la scoliose à triple ou quadruple courbure a aussi, fréquemment, pour origine une station vicieuse, à savoir la station unifessière gauche, sans la complication de la méthode d'écriture « perfectionnée ». En sorte que, dans les déformations rachidiennes qui ont pour cause l'action de la pesanteur dans une attitude vicieuse, il y a deux espèces distinctes dans leur mécanisme secondaire.

« 1° La station unifessière gauche, associée à la torsion du corps de droite à gauche et à l'appui sur le coude gauche, produisant une déformation rachidienne de grand rayon à convexité gauche.

« 2° La station unifessière gauche avec torsion dorsale de gauche à droite et torsion céphalique de droite à gauche produisant les courbures latérales compensatrices avec triple ou quadruple courbure » (49).

En outre, le hancher droit debout s'associe souvent avec la session gauche, et ces deux attitudes s'entraînent mutuellement en concourant toutes deux au même résultat : la torsion et l'inclinaison du bassin et des vertèbres lombaires.

La proportion des filles déformées aux garçons est de 15 à 1. « Je pose en fait qu'actuellement, dit M. Dally, peu ou prou, grâce aux exigences scolaires croissantes pour les filles, il n'en est pas une sur 10, de celles qui ont fait leurs études et pris leur diplôme qui, à seize ans, n'offre pas une inégalité *manifeste* des côtes, des épaules et des omoplates ; » ces difformités ne se voient pas dans les campagnes ; et les ouvrières, même les couturières, les présentent incomparablement moins que les institutrices.

Le remède est simple ; « si quelque chose doit être

de travers dans la pratique de l'écriture anglaise, il vaut peut-être mieux que ce soit le papier que le corps des écoliers... Il faut d'abord que l'enfant soit assis sur les deux fesses et qu'il ne prenne, pour aucune raison, l'habitude de faire porter à l'une d'elles une surcharge quelconque, puis très légèrement fléchi, il pose les deux poignets sur la table, sans appuyer sur l'un ni sur l'autre. Quant au papier, la diagonale du parallélogramme qu'il figure doit être perpendiculaire à la table. Si vous voulez le papier droit, adoptez la ronde bâtarde. »

Le sujet a été repris, entre autres, par M. Javal (66 et 66 *a*) et par M. Cohn (67). Leurs travaux se réfèrent surtout à la *myopie scolaire ;* nous n'en retiendrons que ce qui a trait à l'influence de l'attitude.

M. Cohn fait jouer un grand rôle à l'attitude dans l'étiologie de la myopie. « Comme il n'est pas douteux, dit-il, que le regard continu de près est la cause de la myopie, le but de tous nos efforts doit être d'empêcher les enfants de se pencher en avant en écrivant et en lisant. Cette mauvaise attitude peut être imputée à un mauvais mobilier scolaire, à un mauvais type d'écriture, à un mauvais éclairage. » Je rappelle les travaux de ses devanciers, entre autres ceux de Fahrner, de Zurich, qui prouvait, il y a dix-sept ans, qu'il est absolument impossible à l'enfant, avec l'ancien mobilier, de se tenir droit en écrivant. Il trouvait que le premier mouvement de l'enfant, par lequel il abandonne la position normale, est de porter la tête en avant et à gauche. Par suite, le centre de gravité de la tête porte en avant du bord antérieur de la colonne vertébrale ; les muscles de la nuque font effort pour le soutenir ; ils se fatiguent et repassent leur travail aux muscles du dos, etc., de la manière ordinaire, si bien qu'après deux ou trois minutes, la tête repose sur le bras gauche et les yeux ne se trouvent plus qu'à huit ou dix centimètres de l'écriture.

En y réfléchissant, il semble qu'aucun banc n'est capable de prévenir les attitudes vicieuses dans le travail scolaire, et en particulier dans l'écriture. Nous l'avons dit et M. Cohn pense aussi que, « malgré les meilleurs bancs, l'on rencontre toujours la tendance des enfants à s'approcher de leur cahier », et l'on en conclut qu'il faut bien attribuer une partie de la faute à l'écriture. Fahner avait dit déjà : « On laisse tordre les enfants pour que leur écriture ait une pente bien oblique. » Le Dr Gross (68) attribue la pose vicieuse des enfants à la disposition particulière de l'écriture allemande courante, autant qu'à la mauvaise position donnée au cahier. Il remarque que les enfants restent droits tant qu'on leur fait faire des bâtons verticaux, et se penchent tout à coup, dès qu'on leur fait tracer des lignes obliques. Dans l'alphabet de Gosky l'obliquité des lettres est de 45° et dans certains établissements prussiens la pente atteint 55°. « Dans les écoles normales prussiennes, dit Cohn, le bras gauche doit être posé horizontalement, le cahier placé parallèlement au bord de la table ; la main droite ne doit reposer que sur les deux derniers doigts et l'articulation doit rester libre ; dans les écoles normales autrichiennes, au contraire, le coin d'en haut, à gauche du cahier, doit être ramené en bas et à gauche ; l'avant-bras droit doit porter presque en entier sur la table, et la main gauche ne doit poser que pour maintenir le papier. »

L'auteur que nous citons raconte le fait suivant qui témoigne de l'influence de l'écriture penchée sur l'inclinaison de la tête. « Les enfants restèrent tous droits comme des cierges, quand on leur commanda, ce qui, sans doute, leur parut plaisant, de copier une dictée perpendiculairement. Mais, comme sous un coup de baguette magique, toute la classe se précipita en avant, lorsqu'on dut reprendre l'écriture oblique. »

La question de l'écriture droite, qui n'est pas plus disgracieuse, « mériterait donc d'être prise en considération, d'autant plus qu'avec elle les anciens mobiliers scolaires sont moins nuisibles, et je voudrais, dit Cohn, voir introduire chez nous l'écriture ronde, qui s'écrit en tenant la plume perpendiculairement et qui est déjà en usage dans les écoles supérieures de l'Autriche. »

M. Javal (66) a étudié avec beaucoup de détails cette question de l'écriture, dans ses rapports avec la myopie scolaire. Assurément ses critiques sont justes ; mais quand il attribue les déformations des lettres, la longueur plus ou moins grande des queues, la séparation et le défaut de liaison des traits, la position fantaisiste des points sur les *i*, des barres sur les *t*, etc., à telle ou telle difficulté d'exécution, il semble ignorer que nous ne sommes pas les maîtres d'adopter tel ou tel mode d'écriture. Sans doute, l'éducation donne à l'écriture une forme générale qui persiste toute la vie ; mais chacun se fait, à la longue, une écriture « à la couleur de son esprit ». Nous avons traité ce sujet il y a déjà quelque temps (3 *b*), et nous voudrions que les médecins se laissassent davantage convaincre que la forme de l'écriture dépend des dispositions physiologiques et psychologiques passagères ou permanentes de l'écrivain et qu'elle est un reflet du caractère. Comment en serait-il autrement? L'écriture n'est-elle pas la synthèse la plus complète du travail humain? Comment un acte qui exige le concours de tous les éléments de l'expression ne serait-il pas énergiquement expressif?

M. Javal rejette pour les enfants la position oblique du cahier réclamée par Dally, Ellinger, etc., « car on sait, depuis Fahrner, que la position oblique des lignes entraîne la position inclinée de la tête, laquelle réagit de proche en proche sur la position de tout le corps. Le cahier tenu obliquement vers la gauche a pour effet..... de faire pencher la tête à gauche, sauf pour les borgnes, et le reste du corps suit le mouvement pour éviter une flexion trop considérable du cou et pour ramener à droite le centre de gravité, si bien que le cahier tenu obliquement produit la scoliose à concavité gauche, telle qu'on l'observait il y a trente ans. L'écriture dite anglaise produit une scoliose en sens inverse dont le mécanisme est tout différent; en effet, en exigeant une écriture penchée sur un cahier tenu droit, les maîtres demandent une chose contre nature : il ne suffit pas de mettre le coude droit *contre* le corps ; il faudrait le mettre *dans* le corps et le malheureux écolier est obligé de se creuser le flanc droit pour y loger son coude, ce qui l'amène à baisser l'épaule droite et à porter tout le poids du corps sur la fesse gauche. Ces deux termes, cahier droit et écriture penchée, s'excluent : il faut choisir sous peine de scoliose..... Dans des pays voisins, pour éviter la scoliose, on va jusqu'à demander que les enfants écrivent pendant une partie de la journée avec la main gauche ; il nous semble que l'adoption de l'écriture droite rencontrera moins d'obstacles. Quant aux enfants qui ont la scoliose moderne à concavité droite, il suffira, le plus souvent, de les faire écrire en penchant fortement leur cahier, pour les guérir assez rapidement ; c'est probablement ainsi que la plupart des hommes rectifient involontairement les déviations qu'ils ont contractées sur les bancs de l'école. »

La commission nommée par la Société de médecine publique de Paris, pour l'examen des propositions de MM. Dally et Javal, a émis l'avis suivant, par l'organe de son rapporteur, M. Thorens (65).

« L'élève sera assis également sur les deux fesses, la ligne des deux épaules horizontale et parallèle au bord dela table, en évitant de creuser les reins.

« Il n'aura aucun des coudes appuyé sur la table ou tous les deux également.

« Il se bornera à maintenir le papier avec les doigts de la main gauche.

« Il y a lieu de recommander l'écriture droite (à pleins verticaux) tracée, le papier étant maintenu droit. Si l'on adopte une écriture inclinée, il faut que le papier ait une inclinaison égale à celle demandée à l'écriture, mais en sens inverse, par exemple, que pour une écriture inclinée de gauche à droite de 45°, le papier très incliné de droite à gauche de 45°, de telle façon que les pleins soient toujours tracés perpendiculairement au bout de la table.»

Ces conclusions n'ont pas encore été discutées à l'heure où nous écrivons ; elles rencontreront bien des difficultés dans l'application ; nous croyons que le cahier droit et l'écriture droite est ce qu'il y a de mieux, au point de vue de l'attitude et de la myopie scolaires ; et nous jugeons que l'inclinaison du papier en sens inverse de l'écriture ne préviendrait ni l'inclinaison de la tête, perpendiculairement aux lignes, ni l'attitude vicieuse résultante, ni la myopie. Nous n'ajouterons rien, devant, ci-après, exposer d'une manière générale l'hygiène de l'attitude.

§ 2. — *Influence des attitudes sur les muscles.*

L'attitude a sur le système musculaire une influence non moins puissante que sur le système osseux, bien qu'elle entraîne des conséquences d'un autre ordre. Les données que nous possédons à cet égard sont des plus vagues ; et, tout d'abord, il convient de distinguer, quand il s'agit des muscles, les effets de l'attitude, de ceux de l'exercice effectué dans cette attitude. Il existe des professions où les bénéfices d'un exercice modéré, mais suffisant, compensent les effets sur la santé d'une attitude fatigante, d'autres, où les inconvénients priment les avantages de l'exercice ; d'autres, enfin, où les effets de l'attitude s'ajoutent aux inconvénients du défaut d'exercice, ou d'un exercice fatigant dans cette attitude.

Le seul effort d'adaptation, ainsi que nous l'avons vu précédemment, entraîne une fatigue pour peu qu'il se prolonge. C'est une condition commune à toutes les attitudes maintenues au-delà d'une certaine durée, qui varie selon les personnes ; et l'on se rend assez bien compte aujourd'hui des causes physiologiques qui la déterminent.

Nous avons défini la fatigue : une sensation, parfois douloureuse, d'impuissance qui se manifeste dans un organe surmené. Elle peut survenir à la suite d'un travail relativement modéré; il suffit que ce travail soit disproportionné. Le même exercice, réparateur pour les uns, épuise les autres. Un cerveau surmené devient incapable d'attention soutenue ; l'œil soumis à un exercice excessif s'affole; dans tous les cas, la fatigue se traduit par une difficulté de maintenir l'état d'effort d'adaptation, indispensable au fonctionnement précis de tous les appareils de la vie animale. La courbature est une forme de fatigue douloureuse, consécutive à toute attitude d'effort suffisamment prolongée. Le vertige n'est souvent qu'une fatigue de l'attitude, ou de l'adaptation qui maintient l'équilibre. Il est fréquent chez les gens dont le système nerveux a été surmené par la répétition d'excitations vives, le choc d'une émotion violente, un travail excessif d'esprit ou de corps.

La fatigue musculaire n'en est qu'une forme; c'est la plus commune, peut-être la seule : je voudrais que l'on nous découvrît des fibres musculaires dans l'écorce cérébrale pour m'expliquer l'adaptation qui constitue l'attention, et la fatigue qu'elle engendre, aussi bien que ses absences : la *berlue cérébrale*, qui survient quand on la surmène.

La fatigue musculaire est celle qu'on peut le mieux étudier et celle dont on détermine le mieux la cause anatomique. Toutefois, la connaissance du mode de production de la fatigue dans le système musculaire permet d'en apprécier les causes et les effets dans les autres appareils, dont la plupart d'ailleurs ne peuvent fonctionner sans le concours des muscles.

Les muscles fatigués sont dans le cas d'une chaudière à vapeur dont on n'aurait pas vidé à temps le cendrier. Les fourneaux ne tirent plus, le feu s'éteint et la pression tombe. Dans cette machine, les aliments digérés et mêlés au sang sont le combustible ; la respiration dont le *tirage* est plus ou moins énergique, suivant que le travail absorbe plus ou moins les forces nerveuses au profit de l'attitude, — la respiration envoie l'oxygène qui brûle ce combustible dans l'intimité des tissus ; et c'est encore le sang qui entraîne les *cendres* ou les résidus de ces combustions, éliminées définitivement par les émonctoires, principalement par le rein.

C'est la surcharge de ces résidus dans le tissu musculaire, leur combustion imparfaite, leur élimination insuffisante, qui produisent la fatigue. Cette interprétation, aujourd'hui presque banale, d'un fait resté longtemps inexpliqué, est due à nos contemporains, qui lui ont donné, du même coup, le contrôle de l'expérimentation.

Et d'abord, il est prouvé que les combustions s'opèrent dans l'intimité du tissu musculaire, autant, sinon plus qu'ailleurs.

D'une part, la température s'élève dans un muscle en travail. Le fait a été suffisamment établi par Breschet et Becquerel (46) et surtout Helmholtz (47). D'autre part, elle s'abaisse quand on comprime l'artère nourricière des muscles (46) et qu'on empêche ainsi l'arrivée du sang qui y apportait, à la fois, les matériaux combustibles et l'oxygène destiné à les brûler. Enfin, l'on a constaté que les muscles en travail absorbent plus d'oxygène et exhalent plus d'acide carbonique que les muscles au repos. L'expérience a été faite (48) sur des grenouilles emprisonnées sous un bocal et dont les muscles étaient mis en mouvement par l'électricité. L'air du bocal où les grenouilles se sont contractées contient toujours plus d'acide carbonique que celui d'un second bocal où les grenouilles ont été maintenues immobiles. Le sang veineux qui sort d'un muscle contracté contient de même 4 pour 100 de plus d'acide carbonique que celui qui sort d'un muscle immobile.

Dans l'état de repos et pendant l'exercice modéré, ces combustions et l'élimination de leurs résidus sont assurées; la composition du muscle ne change pas, et, comme ces combustions sont nécessaires au maintien de la contractilité, son fonctionnement est garanti. La réaction du suc musculaire reste, en effet, dans les deux cas, constamment neutre ou alcaline. Au contraire, elle est acide par le fait de la présence de l'acide lactique, lorsque le muscle est épuisé par des contractions successives. C'est que les combustions s'exagèrent alors et que les éliminations, ne pouvant s'accélérer au delà d'une certaine mesure, le tissu musculaire demeure engorgé par des produits de décomposition. Alors aussi la contractilité s'affaiblit et le sentiment de fatigue traduit à la fois l'impuissance du muscle et la gêne que lui fait éprouver l'accumulation de produits étrangers dans son tissu. On conçoit qu'elle survienne plus tôt chez les convalescents ou les malades, dont l'énergie respiratoire est restreinte et n'amène au sang qu'un apport insuffisant d'oxygène.

On a d'ailleurs démontré (Proust) directement que la proportion d'acide carbonique dans l'air expiré diminue chez l'animal fatigué par un exercice violent, tandis qu'elle augmente pendant l'exercice modéré. Et la fatigue produite par l'injection d'acide lactique dans le tissu musculaire (Ranke) prouve que c'est bien à la présence de cet acide qu'elle est due dans la contraction prolongée.

C'est donc à tort qu'on attribuait autrefois la fatigue à l'usure de la fibre musculaire. Un repos de courte durée, insuffisant pour reposer la fibre et même un changement d'attitude, suffisent à rétablir la contractilité dans ses conditions normales à la condition que les veines des muscles, chargées d'entraîner les résidus, soient maintenues libres et que l'oxygène y arrive en quantité suffisante. On l'a démontré, d'ailleurs, d'une manière encore plus manifeste. Un liquide oxygéné et oxygénant (sang artériel ou permanganate de potasse), injecté dans un muscle épuisé, rétablit la contractilité à la condition que les voies d'élimination restent libres. Mais, sans cette oxydation, ni le repos seul, ni l'entraînement mécanique des résidus ne suffisent à cet effet, tandis que l'oxydation y suffit, même sans repos intermédiaire, à la condition que les résidus s'éliminent.

Ce n'est pas ainsi, cependant, que les faits s'expliquent dans la théorie d'Hermann (72). Suivant cet auteur, les muscles contiennent à l'état normal une substance azotée dissoute : l'*inogène* qui se transforme naturellement en acide carbonique et acide sarcolactique, éliminés, et une substance albumineuse, la myosine revenue dans les muscles, à l'état gélatineux et même solide, suivant l'intensité de la décomposition. La sensation douloureuse de fatigue, le gonflement, la dureté musculaire qui l'accompagnent s'expliquent par la surcharge de myosine; l'impuissance musculaire, par l'épuisement de l'inogène qui est nécessaire à l'entretien de la contractilité.

Dans tous les cas, l'exercice excessif entraîne les mêmes conséquences : consommation excessive de l'approvisionnement nutritif; apport disproportionné et insuffisant des éléments d'entretien; élimination trop lente des résidus.

Il y a là un premier degré d'altération des fibres musculaires; la courbature représente un degré peu élevé de cet état; la fatigue douloureuse de la fièvre grave, le *coup de barre*, la douleur des mollets, etc., en représentent un degré plus grave; et voici déjà quelques années que nous rapprochions ces deux formes de fatigue ainsi que l'a fait récemment M. Hayem (69), en attribuant la fatigue douloureuse des fébricitants au défaut d'échange des produits de combustion dans les muscles, par suite, de la stase fébrile du sang, dans leur tissu. Dans d'autres cas, enfin, cet état est le début d'une contracture, ou. du moins, le premier signe de lésions plus graves qui constituent de véritables inflammations ou dégénérescences aiguës des muscles (69).

Il est peu d'attitudes professionnelles qui déterminent une fatigue aussi intense. Quand le cas se présente, c'est le travail qu'il faut incriminer; toutefois il n'y a là qu'une différence de degrés et la courbature est une conséquence habituelle de l'adaptation seule, prolongée au delà d'une certaine durée.

En outre, les attitudes de travail, en dehors des effets de la contraction et de la tonicité, que réclament le travail ou la seule adaptation, et par le seul fait de l'écartement ou du rapprochement des points d'insertions musculaires, placent les muscles dans des conditions d'allongement ou de raccourcissement qui ne sont pas les conditions normales et qui persistent pendant toute la durée du travail. Grâce à leur tonicité et à leur élasticité, les muscles allongés ou raccourcis d'une manière temporaire reviennent sur eux-mêmes quand la cause qui les tiraille ou les relâche suspend son action sur eux. Mais, à la longue, n'est-il pas naturel que la tonicité s'affaiblisse, que la vitalité du muscle s'épuise elle-même?

A priori, la réponse est facile et la conséquence en serait, suivant les cas, la rétraction ou l'atrophie musculaire. Il est permis de croire que tel est le résultat ultime de l'action permanente ou réitérée des muscles; et, de même que l'inertie musculaire n'entraînerait pas toujours le raccourcissement simple, mais encore l'atrophie, de même aussi la contraction répétée des mêmes muscles entraînerait, selon les cas, tantôt le simple raccourcissement, tantôt la rétraction musculaire permanente. Mais nous ne trouvons pas, dans l'observation des faits, la confirmation de ces présomptions; et, loin d'avoir éclairci la pathologie des contractures, il semble que la science contemporaine l'ait obscurcie, au contraire, à ce point que « les auteurs, même les plus récents, ne sont pas d'accord sur ce qu'on doit entendre par contracture proprement dite (69) ».

Quels sont, en définitive, les rapports de l'attitude avec ces quatre espèces de modifications pathologiques : *raccourcissement*, *élongation*, *rétraction simple*, *atrophie ?*

Le raccourcissement se distingue de la rétraction

en ce qu'il est temporaire et qu'elle est permanente. Les membres du fœtus, au moment de la naissance, résistent aux efforts d'extension, par suite d'un raccourcissement temporaire des muscles ; il en est de même chez l'adulte, quand il conserve quelque temps une attitude fléchie, après une course fatigante ; mais ces phénomènes passagers peuvent être considérés comme des troubles circulatoires, ou comme des modifications purement physiques, analogues aux condensations qui s'opèrent dans les corps inanimés par le fait de la capillarité ou de l'osmose.

Au reste, il faut bien dire qu'on n'est pas absolument fixé sur les conditions qui font varier ces propriétés distinctes de la fibre musculaire : 1° l'*extensibilité*, qui, bien que d'ordre purement physique, est moindre sur le cadavre que sur le vivant, moindre dans l'état de repos du muscle que dans l'état de contraction (E. Weber) ; plus grande, au contraire, dans l'état de fatigue (Donders et Van Mausveldt) ; et nullement proportionnelle à la traction, puisqu'en exagérant la traction, l'extensibilité devient plus faible (Wertheim, Marey) ; 2° l'*élasticité* également d'ordre physique et moindre cependant sur le cadavre que sur le vivant, chez qui elle n'est pas davantage proportionnelle à la traction. C'est une force active déterminant un état permanent de tension favorable à la prompte exécution des mouvements et économisant l'effort qui serait nécessaire pour tendre d'abord le muscle au moment de la contraction (70) ; 3° enfin la *tonicité*, propriété physiologique qu'il n'est pas toujours facile de distinguer de la contraction, quoique l'on puisse apprécier des différences dans l'exhalaison de l'acide carbonique dans ces deux états :

Claude Bernard a démontré, en effet, que le sang veineux du muscle, très noir, pauvre en oxygène et riche en acide carbonique après la contraction ; rouge et peu différent du sang artériel après la section du nerf qui animait le muscle, présente des conditions intermédiaires dans l'état de repos apparent qui représente l'état tonique, c'est-à-dire qu'il contient alors moins d'acide carbonique et plus d'oxygène et présente plus de rutilance que dans le premier cas, en même temps qu'il est plus noir, moins oxygéné et plus riche en carbone que dans le second.

Est-il possible que l'attitude seule, en dehors d'un état pathologique des muscles, produise la rétraction musculaire permanente ?

Pour ce qui est de la simple tonicité, elle ne détermine que très lentement des rétractions, si tant est qu'elle en détermine. « Le sterno-cléido-mastoïdien, si prompt à se rétracter à la suite de ses états pathologiques, reste longtemps extensible et ne perd que lentement de sa longueur absolue, dans les arthralgies cervicales, qui tiennent pendant des mois ou des années, la tête inclinée latéralement et les attaches de ce muscle rapprochées d'un côté. On observe la même particularité dans les déviations latérales du rachis, à l'égard des muscles situés dans la concavité des courbures.

De même, après un long séjour au lit, on voit la flexion ou l'extension des membres se produire très longtemps sans être suivies de forte rétraction permanente des muscles correspondants, quand les antagonistes sont sains, et lorsqu'aucune contraction morbide ne s'ajoute aux effets de la contractilité de tissu (4). »

La contraction répétée ou persistante agit, au contraire, manifestement dans ce sens, comme on peut le remarquer dans le cas d'inégalité des membres, dans « la rétraction qui succède à la contraction énergique du triceps crural, pendant des efforts incessants, pour se soulever et marcher sur la pointe du pied » (4).

Toutefois, cet effet n'est pas comparable à ce qui se passe dans le cas où les muscles présentent une altération pathologique. Nous avons vu, à propos des déviations du rachis, quel rôle, tantôt exagéré, tantôt amoindri, l'on avait fait jouer à la rétraction musculaire dans leur production. L'étude de cette affection s'est trouvée, en effet, jusqu'à nos jours, intimement liée à celle de la scoliose, de la main-bote et du pied-bot, et en a subi toutes les vicissitudes. On a cru longtemps que toutes les rétractions musculaires étaient consécutives à des altérations des parties voisines : os, articulations, etc. ; mais l'on croit généralement aujourd'hui que, dans ces deux affections solidaires : difformités osseuses ou articulaires et rétraction musculaire, celle-ci est habituellement, sinon toujours, primitive et non consécutive. Elle peut d'ailleurs, avoir un point de départ, tantôt dans une altération des centres nerveux, tantôt dans une lésion périphérique; tantôt, mais plus rarement, dans des affections douloureuses inflammatoires, traumatiques, rhumatismales ou syphilitiques des muscles eux-mêmes ; tantôt dans les cas de flexion permanente et forcée, due à la présence de fortes brides cicatricielles, d'ankylose, etc., par la rétraction des muscles situés du même côté ; tantôt, dans le cas de paralysie des muscles antagonistes, par une contraction prolongée des muscles sains, etc.

Dans la « rétraction par adaptation » de Dally (49*c*) d'autres que lui admettent que le rapprochement des points d'insertion du muscle suffit pour amoindrir peu à peu la tonicité, dont l'activité n'est plus tenue en échec par celle des antagonistes, « subissant ainsi un repos forcé, l'organe reste pendant longtemps à l'état sain; à la longue cependant sa nutrition s'altère et il est atteint d'atrophie avec scléro-adipose interstitielle plus ou moins marquée (69) ».

M. Straus (71) distingue les contractures provenant des contractions toniques des simples rétractions où des muscles, sans être contractés, sont rigides et plus ou moins raccourcis.

M. Onimus (14*a*) se croit autorisé d'après la réaction galvanométrique des muscles contracturés à distinguer la contracture active ayant la plupart des caractères de la contraction, des contractures passives où les troubles de la nutrition sont la cause du raccourcissement et de la rigidité. La première résulterait de la concentration et de la coagulation trop rapide et trop complète de la myosine, par excès d'activité musculaire; les autres résulteraient d'un trouble nutritif du muscle compromettant les transformations normales de l'inogène. Il ne lui semble pas improbable que la fatigue résultant d'un exercice excessif puisse engendrer la première ; mais « la limite entre ces deux formes ne peut cependant être établie d'une façon très nette... elle se comprend plus qu'elle ne peut se préciser exactement... les contractures actives, lorsqu'elles passent à l'état chronique, se transforment en contractures passives, et la meilleure distinction que l'on puisse établir est encore dans la cause de la rigidité musculaire : dans un cas le muscle devient rigide, par suite de son fonctionnement continu, tandis que dans le cas de contractures passives, le muscle reste rigide, parce que la nutrition est ralentie, et que la myosine formée reste à l'état de myosine » au lieu de se transformer, comme dans les conditions normales, en produits d'excrétion, en même temps qu'elle concourt à régénérer l'inogène.

L'élongation permanente ne se rencontre guère que dans les affections des os et des articulations. On n'a pas déterminé dans quelle proportion elle contribue à produire des rétractions permanentes; il semble qu'elle ait des rapports plus directs avec les contractures douloureuses dont les crampes offrent un type banal. Briquet attribue certaines migraines au tiraillement des muscles frontaux, dans des attitudes particulières. On n'en saurait douter. Chez le fébricitant, la migraine est fréquente, au début du séjour au lit, par suite d'une attitude vicieuse de la tête; chez les *copistes*, on observe parfois une sorte de torticolis douloureux qui résulte de la torsion du cou ; et nous avons vu souvent qu'un bon fauteuil répartissant également les points d'appui du corps assis, guérissait aisément la migraine des boudoirs. Il est banal aussi qu'une attitude vicieuse détermine une douleur des membres inférieurs, due au tiraillement musculaire. C'est une indication dont on peut avoir à tirer parti.

En tout cas, les muscles allongés dans les déviations rachidiennes, comme les muscles raccourcis ou contracturés, finissent par subir une atrophie avec dégénérescence graisseuse. L'atrophie est, en général, la conséquence de l'inertie prolongée des muscles. On n'a pas déterminé encore dans quelle mesure la fatigue musculaire peut être le point de départ de l'atrophie musculaire progressive. Toutefois cette cause a été signalée dans un certain nombre des observations recueillies par Hayem (69).

Si l'attitude seule, en dehors de toute prédisposition, était impuissante à produire l'atrophie simple, la permanence d'une attitude vicieuse ne saurait être indifférente chez un sujet menacé de dégénérescence. La seule gêne de la circulation dans l'intérieur du muscle peut, dans ce cas, favoriser la production de la contracture et de l'atrophie.

§ 3. — *Influence des attitudes sur les fonctions de nutrition et de reproduction.*

L'influence de l'attitude sur les fonctions de nutrition est mal définie. Les statistiques des manufactures ne permettent pas de déterminer d'une manière positive sa valeur en hygiène professionnelle. On lui a attribué les varices, les œdèmes, les ulcères des jambes, les coliques néphrétiques « communes chez les *gentilshommes* de la cour d'Espagne, où il n'y a aucun siège » (Ramazzini), l'anévrysme poplité, chez les *domestiques* postés derrière les voitures sur la pointe des pieds (Mérat) ; chez les *cordonniers*, les hémorrhagies du poumon (Stoll), les anévrysmes du cœur (Morgagni), les squirrhes du pylore et de l'estomac (Corvisart) ; chez les *tailleurs*, et, en général, les ouvriers à attitude courbée ou fléchie : la phthisie pulmonaire, causée par une flexion collatérale, la flexion du tronc gênant la distribution du sang aux viscères abdominaux, en même temps qu'elle diminue l'ampleur de l'inspiration dans le thorax (Stoll).

De tous les troubles de nutrition influencés ou déterminés par l'attitude, ceux qui ont été les mieux étudiés sont les troubles *circulatoires*.

Après Kernig et Wolff, Sassezky (73) a fait récemment une série d'expériences sur des individus sains et malades, dans le but d'apprécier les variations de la température du corps dans les diverses attitudes. En passant de l'attitude de décubitus dorsal, les membres allongés le long du corps, au décubitus dorsal, les membres élevés en l'air et maintenus dans cette position, la température s'élevait toujours dans le creux de l'aisselle, dans le rectum, dans la bouche, dans l'oreille, entre les orteils, et s'abaissait dans le creux des mains, en même temps que le pouls et la respiration s'accéléraient. Les différences ont été le plus accusées dans les affections typhiques, et d'autant plus que la fièvre était plus intense; chez un malade atteint de fièvre récurrente, la température rectale s'éleva de 3°,1, le deuxième jour du troisième accès: les différences observées ont été moindres dans les maladies du cœur et chez les phthisiques; dans les affections abdominales et chez les individus sains, elles ont été insignifiantes : de 2 à 6 dixièmes degrés seulement.

Ces expériences peuvent avoir de l'intérêt en médecine et en chirurgie, quoique les attitudes dont nous venons de parler ne soient pas de celles que l'on utilise ou dont on abuse, la seconde du moins. Nous savons d'une manière banale que l'attitude verticale est en général, favorable au cours régulier du sang;

la fréquence du pouls augmente lorsqu'on passe de l'attitude horizontale à l'attitude verticale. Dans cette attitude la pesanteur favorise le cours du sang dans la plupart des artères ; il est vrai qu'elle tend à le ralentir dans les veines ; et comme toutes les autres, l'attitude verticale a ses inconvénients, si elle est longtemps soutenue. La marche, elle-même, qui présente les meilleures conditions de cette attitude, entraîne des engorgements et des varices des membres inférieurs chez les *facteurs ruraux*, par exemple ; et, en général, dans tous les cas où l'attitude verticale se prolonge. La locomotion est un correctif à l'influence de la pesanteur, dans cette circonstance, en ce sens qu'elle favorise le cours du sang dans les veines, par les modifications de pression résultant de l'action musculaire ; mais ce correctif est inefficace ou insuffisant, quand le repos ou le changement d'attitude n'intervient pas, de temps à autre, pour rendre toute son énergie à la *vis à tergo* qui pousse le sang vers le cœur.

Quelles que soient, d'ailleurs, cette énergie et celle de l'impulsion cardiaque, il est évident que le sang doit, comme tous les liquides, obéir à l'action de la pesanteur, dans une certaine mesure. Il y obéit d'autant plus que la contractilité vasculaire s'éloigne davantage de l'état normal. Dans les maladies asthéniques, cette contractilité est considérablement diminuée ; aussi voit-on souvent alors « l'hypostase » s'ajouter à la stase. Aussi l'alitement prolongé est-il plus débilitant pour ces malades que pour d'autres, tels que les blessés, par exemple. Mais chez ceux-ci mêmes, le maintien du décubitus horizontal entraîne l'abais sement de la température, la diminution de l'appétit, l'affaiblissement musculaire, l'insomnie, la disposition au vertige, la constipation, etc.

L'influence dont il s'agit se fait encore mieux sentir, dans le cas où les vaisseaux, conservant d'ailleurs leur contractilité, le fluide sanguin est diminué en quantité, ou bien dans ceux où sa plasticité est moindre et son adhérence aux parois vasculaires moins intense. Dans ce cas, le sang obéit bien plus promptement à l'action de la pesanteur; et, dans l'attitude verticale, il a plus de tendance à quitter les régions supérieures du corps : les poumons, le cœur, le cerveau. Pour les poumons et le cœur, cette oliphémie accidentelle se traduit par une sensation de défaillance, qui peut être due à l'anémie passagère du tissu cardiaque et à une sorte d'asystolie momentanée. Pour le cerveau, elle se traduit par le vertige et la syncope, dont la prolongation a pu entraîner la mort, chez des typhiques, des convalescents ou des moribonds dont on changeait brusquement l'attitude.

Quand le sang est vicié ou épaissi, comme dans le choléra, les fièvres graves, la stase et l'hypostase se produisent plus rapidement, même dans le décubitus horizontal; et c'est à cette double influence qu'il faut attribuer les violentes douleurs des fièvres pernicieuses. Le besoin plus ou moins violemment manifesté par le malade de changer d'attitude, dans la fièvre jaune et la fièvre pernicieuse, est trop souvent mis sur le compte du délire. Pour le dire en passant, c'est en rétablissant le cours du sang que les frictions cutanées procurent cet immense soulagement dont on ne se rend compte que lorsqu'on l'a éprouvé, tant il est hors de proportion avec le procédé médicamenteux qui le procure. En tous cas, il faut savoir qu'en pareille circonstance, un changement de lit, la position assise, un double oreiller, une évolution de la tête au pied du lit; en un mot les changements d'attitude les plus élémentaires et souvent les plus bizarres sont le meilleur des antipasmodiques.

C'est encore un conseil à donner aux sujets qui souffrent d'une insomnie habituelle. Le changement d'attitude met fin à l'insomnie.

Les attitudes fléchies agissent comme les précédentes en déterminant l'anémie partielle, mais elles agissent bien plus puissamment que les attitudes verticales dans la production de fluxions collatérales.

Si l'on s'en rapporte à ce qui se passe chez les bossus, on voit qu'un degré prononcé de cyphose n'entraîne pas de désordres fonctionnels très graves, même dans le cas où la progression n'est possible qu'à l'aide d'un bâton; que la lordose n'entraîne la dyspnée et l'hémoptysie que lorsqu'elle siège à la région dorsale et qu'elle est prononcée; que la lordose lombaire ne compromet pas directement la santé, en dehors de la grossesse et de l'accouchement; que la scoliose même, qui produit, dans certains cas, l'hypertrophie du cœur, l'aplatissement des poumons, prédispose ces organes aux maladies chroniques, peut amener l'hydropisie et des paralysies par déplacements d'organes importants et compression nerveuse ou vasculaire, — que la scoliose, disons-nous, est, dans de certaines limites, compatible avec un état physiologique très satisfaisant. Il faut que ces difformités soient exagérées outre mesure pour nuire manifestement à la santé.

Mais il est évident aussi qu'une attitude fléchie qui comprime, par exemple, les vaisseaux nourriciers d'un organe, ne peut être inoffensive. S'il en est autrement, chez les bossus, cela est dû au développement progressif et lent de la circulation collatérale; et le résultat final est en rapport avec la perméabilité des voies collatérales, leur abondance et la lenteur avec laquelle s'établit l'oblitération ou la compression des vaisseaux. N'a-t-on pas vu l'oblitération complète de l'aorte coïncider avec l'intégrité de la circulation des membres inférieurs (Barth)? On pense bien qu'une pareille immunité est exceptionnelle et que dans les professions à attitudes fléchies le contraire est la règle.

C'est par l'anémie locale que se traduisent directement les effets véritables des attitudes fléchies, et ces effets se confondent avec ceux de l'anémie locale, qui sont : primitivement, la décoloration, l'hémostase, le refroidissement, la diminution du volume, de la sensibilité, de l'activité physiologique de l'organe; et consécutivement : l'hypérémie, l'hémorrhagie, le ramollissement, la mortification, l'atrophie.

Nous avons attribué à la stase du sang, altéré ou non, certaines douleurs des membres résultant de l'attitude; il en est qui doivent être vraisemblablement rapportées à la même cause et qui dépendent de l'anémie locale. Elles siègent dans toute la longueur du membre et s'accompagnent d'un certain degré d'anesthésie, bornée quelquefois à un simple engourdissement, phénomène commun, d'ailleurs, à toute attitude incommode. Elles se présentent sous la forme d'élancements ou de sensation de constrictions souvent des plus pénibles. Chez les *fileurs,* elles paraissent siéger dans les nerfs sciatique et crural, et sont fort tenaces. Mais tandis que les uns les rapportent à l'anémie des nerfs, les autres avec Liston, les attribuent à une dilatation de leurs artères propres. Cette dilatation a été observée, en effet, dans le cas d'oblitération de l'artère principale du membre, et n'était alors qu'une dilatation consécutive des voies collatérales ; mais on l'a vue manquer dans un cas de ligature de l'humérale (Porta), où les troubles de la sensibilité et de la motilité avaient cependant été très prononcés. Le fait que ces douleurs coïncident habituellement avec l'oblitération du vaisseau principal suffit néanmoins pour établir leur relation avec l'engourdissement et l'anesthésie ; et on explique par la compression habituelle du vaisseau principal leur apparition dans les conditions professionnelles où elles ont été signalées.

L'effet sur les glandes peut être nul à la périphérie ; il ne peut l'être pour le rein ou le foie, par exemple. La sécrétion de l'urine augmente ou diminue assez rapidement avec le degré de la pression dans l'artère rénale, l'arrêt subit de la circulation dans la veine porte amène l'affaissement rapide du foie qui devient exsangue, tandis que l'oblitération de l'artère hépatique suspend la sécrétion biliaire et produit même l'ictère, si elle est rapide. Beaugrand (45) admet que la station assise, combinée avec le défaut d'exercice, le séjour dans un air confiné, détermine chez les *gens de lettres*, des troubles dans la circulation abdominale, troubles qui portent particulièrement leur action sur le foie, sur la sécrétion biliaire et contribuent à la dyspepsie ; en même temps que la stase du sang dans les dernières ramifications de la veine porte, jointe à la constipation habituelle, engendre les hémorrhoïdes. Ces mêmes causes de stase dans les parties déclives de l'abdomen, la rétention volontaire des urines, etc., amènent très fréquemment le catarrhe vésical, l'incontinence d'urine, la gravelle, mais surtout la pierre (Civiale).

On ne sait rien de l'anémie intestinale ou gastrique, mais une gêne de la circulation dans l'intestin ou l'estomac est une entrave à leur circulation et une cause de dyspepsie. C'est peut-être à l'attitude assise qu'il faut également rapporter la fréquence de l'ulcère de l'estomac chez les femmes.

Enfin, parmi les effets de la fluxion collatérale résultant des attitudes fléchies, il faut citer les congestions passives de l'utérus signalées par Melchiori chez les *dévideuses* de soie, inclinées à droite du côté de la bassine. On observe chez elles la menstruation plus fréquente, la métrorrhagie, des avortements à toutes les époques de la grossesse ou des accouchements prématurés. Les catarrhes chroniques de l'utérus succèdent chez elles aux couches et plusieurs ne peuvent continuer l'allaitement (Beaugrand). Suivant M. Bredow (131), l'évolution sexuelle et le penchant vénérien se montrent plus tard chez les jeunes filles des manufactures ; et, contrairement à l'opinion générale, le flux menstruel n'apparaîtrait que vers 15 à 16 ans, mais il s'accorde avec tous les auteurs sur la fréquence de l'aménorrhée, la leucorrhée, la dysménorrhée, chez les ouvrières des fabriques. Quant à la fécondité, la plupart des mariages d'ouvriers sont féconds, mais peu vont, en Russie, jusqu'à sept ou huit enfants ; la moyenne est de quatre.

§ 4. — *Influence des attitudes sur l'innervation.*

Du vertige. — Les rapports de l'attitude avec le système nerveux sont suffisamment établis par ce qui précède et par ce qui doit suivre. Je me bornerai à rechercher la nature des relations qui existent entre le vertige et la coordination normale de l'attitude.

Le vertige est, à proprement parler, la berlue de l'équilibration, comme les absences sont la berlue de l'attention. C'est un affolement de l'équilibre, comme la berlue est un affolement du regard. Il naît dans une foule de circonstances, souvent contradictoires en apparence ; il coïncide parfois avec la congestion, parfois avec l'anémie du cerveau. On le rencontre dans plusieurs des maladies de cet organe ; longtemps on l'a cru pathognomonique d'une lésion organique du cervelet ; dans d'autres cas, il est la conséquence d'une lésion des organes des sens : tel est le vertige de Ménière ; d'autres fois, il est sympathique de quelques affections viscérales ; on le rencontre dans certaines dyspepsies, aiguë ou chronique (vertige stomacal), dans l'helminthiase, dans la constipation, dans les empoisonnements, enfin, dans la goutte, la maladie de Brigth, la rage, etc.

La littérature médicale s'est enrichie, dans ces dernières années, de nombreux travaux sur le vertige. Nous citerons ceux de Bouchut (127) et de Krishaber (74) sur le vertige du nervosisme et de la névropathie cérébro-cardiaque et tous ceux qui se rapportent à la même affection, devenue plus récemment l'irritation cérébro-spinale ; ceux de Hinton (75), Labadie-Lagrave (105), Gowers (107), Llewelyn Thomas (77), Ladreit de Lacharrière (81), Moritz Föhrenschwartz (82), Em. Ménière (125), Guye (108), Woakes (87), Longhi (86), Gellé (92), Vouzy (113), Bonnenfant (112), Hughlings Jackson (93), Mac Bride et A. James (97), etc., sur le vertige auditif ; de Toigne (84), etc., sur le vertige épileptique ; de Berger (76), Da Costa (94), etc., sur le vertige stomacal ; de Piorry (106), sur le vertige visuel ; de Charcot (78), Sommerbrodt (79), Gasquet (96), etc., sur le vertige laryngé ; de Lassègue (90) sur le vertige mental ; de Benedickt (98) sur l'agoraphobie ; de Legrand du Saulle (103) sur la folie du doute (avec délire du toucher) ; de Gelineau (104) sur la narcolepsie ; enfin ceux plus généraux de Lesbats (80), Mignon (83), Weir Mitchell (85), Hinze (88), Lhuissier (89), Fritsch et Hitzig (99), Hitzig seul (100), Ferrier (101), etc. etc.

Malgré tant de travaux, il ne me semble pas que la valeur sémiotique du vertige soit suffisamment déterminée, ni qu'on en ait suffisamment distingué les formes ; on n'a pas, surtout, fait ressortir les relations du vertige essentiel avec l'effort d'adaptation ; c'est-à-dire les cas dans lesquels l'*indécision de l'attitude*, qui constitue, à proprement parler, le vertige, n'est qu'un résultat de l'*incertitude de la notion du milieu*. Je ne ferai que compléter ici ce que j'ai déjà dit dans ma thèse du doctorat (3) ; et ce que j'ai maintes fois répété depuis, avec la pensée que l'observation attentive des cas de vertige sans lésion d'aucune sorte, tel, par exemple, qu'on l'observe dans le *mal de mer*, au sommet d'une tour, sur un pont élevé, nous fixerait mieux sur la valeur du vertige sympathique, réflexe ou symptomatique.

Et d'abord, les phénomènes ne sont pas les mêmes dans ces différentes catégories de vertige.

La forme la plus simple est l'*étourdissement*, que l'on observe par exemple, en passant de l'attitude accroupie à l'attitude verticale. C'est un vertige hypérémique, caractérisé par la vision de scotomes, un bruissement auditif, une sorte de fourmillement cérébral, une rougeur congestive de la face, etc.

Autre est cette forme de vertige que Duchenne (de Boulogne) qualifiait d'*ébriété cérébelleuse* (109) et qui se rapproche, en effet, du vertige de l'ivresse. « L'expression de ces phénomènes, dit Romberg (cité par Jaccoud : *Paraplégies*) est bien plus nette dans les membres inférieurs que dans les supérieurs. La station droite, la progression dans la direction droite sont impossibles ; la station est chancelante ; la démarche est titubante, même alors que le corps est soutenu par d'autres personnes. Les deux temps de la marche normale, l'appui et le mouvement, pour lesquels les deux pieds alternent avec une régularité harmonique, sont ici compromis ; c'est du désordre dans l'oscillation ou dans le déploiement de la plante des pieds que dépendent le trébuchement et la titubation si fréquemment observés alors. Cet état reste rarement isolé ; il ne l'est guère que dans les intoxications qui agissent directement sur l'encéphale, dans le typhus, par exemple ; dans l'empoisonnement par l'opium ou l'alcool, ou dans la période ascensionnelle de la méningite. Ordinairement, ce désordre fait place à la paralysie, comme on peut l'observer dans les lésions du cervelet et de la base du crâne. »

Ce genre de vertige implique, en effet, une lésion, et, en général, une lésion cérébelleuse. Ce n'est cependant pas, tout d'abord, une paralysie, mais plutôt une faiblesse. Les muscles associés n'obéissent pas à l'impulsion coordinatrice, mais l'effort d'adaptation s'opère. « C'est, dit M. Blachez (110), un sentiment de faiblesse, une impuissance de locomotion... Il (le malade) n'est pas paralysé, il n'est qu'affaibli... Tantôt il vacille comme un homme ivre, décrivant des zigzags, exécutant des oscillations plus ou moins étendues. *Il semble* qu'il ait le vertige, qu'il cherche sans cesse à retrouver son équilibre. »

Dans l'ataxie locomotrice progressive, le vertige est une absence, pour ainsi dire, de l'adaptation. Le malade n'est pas maître de commander l'effort; il perd la possession de lui-même. Il est « inhabile à accomplir des actes complexes », dit Axenfeld, « il y a dans l'incertitude de l'ataxique qui ferme les yeux quelque chose de *moral* » (111); mais ce n'est pas tant « la crainte de tomber faute de pouvoir s'orienter au milieu des objets environnants », qui produit « l'affaissement du corps au bout de ses oscillations », comme le prétend cet auteur; consultez les ataxiques, ils reconnaîtront, avec une sorte de satisfaction, si vous leur en suggérez l'idée, que les troubles sensoriels ne jouent qu'un rôle secondaire dans leur vertige, qui consiste surtout dans la perte de possession de soi-même, ainsi que je l'ai dit plus haut.

Il y a quelque chose de cet état dans le vertige de l'irritation cérébro-spinale ou névropathie cérébro-cardiaque de Krishaber, et l'agoraphobie, qui, dans beaucoup de cas, sinon dans tous, en est un symptôme. La différence entre le vertige des névropathes et celui des ataxiques, consiste, suivant nous, en ce que, dans le premier, l'impuissance est momentanée : le sujet recouvre, quand il le veut, la possession de lui-même, ou, si la peur le paralyse, il sent bien encore qu'il serait maître de coordonner son attitude, tandis que l'ataxique sent toujours que sa personnalité lui échappe. En outre, bien plus que l'ataxique, le malade atteint d'irritation cérébro-spinale, est dépendant du milieu : une voiture qui passe, une inclinaison de la tête, ou simplement le passage de l'air de la maison à l'air de la rue suffisent pour troubler chez lui la notion de milieu ; cependant ces modifications du milieu agissent plus ou moins, suivant qu'il se trouve dans de certaines conditions de faiblesse nerveuse : après un excès de travail, de café, de vin blanc, de fatigue, toutes conditions qui ont surmené son système nerveux, incapable d'une dépense continue de force, et cependant particulièrement impressionnable. M. Beni-Barde a surtout bien défini la physiologie pathologique de cet état de *faiblesse irritable* (128), qui nous paraît ici caractéristique.

Il ne semble pas que les hémisphères cérébraux prennent part au vertige. Cependant c'est là un des premiers effets produits par l'électrisation de la tête; et dans les expériences d'Hitzig (100), le vertige survenait bien plus facilement quand l'un des électrodes était appliqué dans la fosse mastoïdienne, comme si le courant diffusait ainsi plus aisément dans l'encéphale, en suivant la carotide interne; mais il est difficile de déduire de ces effets une notion du vertige; et tous les troubles de l'innervation musculaire qui se produisent dans l'électrisation de la tête, et que l'on considère comme des phénomènes de vertige, peuvent être produits dans leur ensemble ou isolément, suivant que l'on modifie dans son ensemble ou localement l'état normal du cervelet.

D'autre part, il est superflu de prouver que le vertige peut exister dans le cas d'intégrité absolue du cervelet et de tout l'encéphale. Si l'on doit réserver la question en ce qui concerne la maladie de Ménière, il est bien certain qu'un trouble auditif quelconque *peut* déterminer le vertige. L'obstruction momentanée de la trompe d'Eustache le détermine pour ainsi dire à volonté chez chacun de nous; et, chez ceux-là même où le symptôme est lié à l'existence d'une lésion du labyrinthe, « l'un des traits spécifiques du vertige de Menière, c'est, dit Charcot, qu'il est nécessairement annoncé et accompagné par des bruits », tels que le bruit d'un orchestre, le son des cloches, le bruissement d'une cascade, le sifflet d'une locomotive, etc.

Il en est de même des vertiges visuels dont on trouve une expression dans le vertige mental de Lassègue et le *mentisme* de Dumont (de Monteux) (126), qui représentent des névropathies complexes ; et le fait, du moins, n'est pas douteux pour le vertige stomacal et autres, qui ont leur point de départ dans des lésions d'organes, n'ayant que des relations indirectes avec le système nerveux, comme par exemple dans le *vertige uréthral* d'Erlenmayer (114), ou même le vertige laryngé de Charcot.

Dans la plupart de ces variétés du vertige, sinon dans toutes, le phénomène est précédé d'un sentiment de peur. C'est le cas dans le vertige stomacal, comme dans le vertige mental, où l'on serait tenté de voir une forme de la folie du doute de Legrand du Saulle, que j'ai proposé d'appeler *folie scrupuleuse*. De même qu'il y a des scrupules de conscience, dans le sens casuistique du mot, de même qu'il y a des scrupules du toucher, dans la folie du doute, il y a aussi des scrupules de l'équilibration. Le scrupule est, en effet, selon la définition des dictionnaires

« l'inquiétude d'une conscience timorée »; et de cette inquiétude poussée à l'excès résulte une indécision singulière. Or, dans bien des cas, le vertige est une indécision de l'adaptation provenant de l'inquiétude, d'une notion incertaine du milieu, comme le scrupule des devoirs résulte d'une notion incertaine du bien et du mal.

Peut-être serait-il vrai de dire que toutes les fois que la notion du milieu est incertaine, l'adaptation devient indécise, et le vertige survient. Pourquoi éprouvons-nous du vertige au haut d'une tour, si ce n'est parce que les objets qui nous environnnent sont placés à des distances inaccoutumées ? La preuve en est que le vertige n'existe qu'autant que nous regardons en bas, par dessus la balustrade, et cesse si nous rentrons dans la galerie. La même chose arrive si nous nous penchons en dehors d'une fenêtre, ou d'un balcon, à la condition qu'ils soient suffisamment élevés. Sur un pont jeté au-dessus d'une rivière, il s'y joint la vue de l'eau courante, et la sensation inusitée des objets se déplaçant sous nos pieds.

M. Krishaber a donné une interprétation analogue du vertige de la valse. « Un individu décrit pendant quelques minutes, dit-il (74), un mouvement de rotation autour de son axe vertical et un mouvement de circumduction autour de l'axe fictif d'une salle; il a les yeux ouverts et les bras appuyés sur une personne qui exécute le même mouvement. Lorsque, après quelques tours, le valseur s'arrête, il subit une illusion optique très marquée; la salle tourne en sens inverse de la direction qu'il s'était donnée; il a la sensation du vertige. Si le même individu, à un autre moment, exécute la même danse, les yeux fermés, le vertige provoqué sera moindre ; et s'il l'exécute les bras libres; c'est-à-dire seul, le vertige sera encore moins prononcé. Or, s'il était possible d'abolir la sensibilité générale sur l'individu qui valse les yeux fermés, le vertige, j'en suis convaincu, ne se produirait point ; en d'autres termes, ce qui donne le vertige n'est pas le fait même du mouvement anormal, mais c'est *la conscience que nous avons de son exécution;* supposez que la rotation de cet individu puisse avoir lieu sans que ses sens l'en avertissent ; c'est-à-dire sans qu'il le sache, le vertige n'aura pas lieu ». J'ajoute que si l'on ferme les yeux quand on a le vertige, on l'exagère jusqu'au vomissement parce que la notion faussée du milieu se rectifie moins promptement que lorsque les yeux ouverts rétablissent les objets dans leurs rapports véritables. M. Krishaber rapproche de ce vertige de la danse, celui de l'escarpolette et du navire, et pour lui : « Tout mouvement insolite que l'habitude nous fait accepter impunément, tend à produire le vertige *en violentant le consensus sensoriel.* » Je m'étais rencontré antérieurement dans la même idée (3) avec cette différence que je distinguais de ces « vertiges *a sensibus læsis* » de M. Krishaber, dont le travail n'avait pas encore paru et qui, à coup sûr, n'avait pas connaissance du mien, le vertige occasionné par un simple changement dans la notion du milieu, qu'il résulte d'une lésion du sens musculaire, de la sensibilité générale, de la vision, de l'audition, ou d'une fausse sensation viscérale ou, enfin, d'un état insolite des objets dans l'espace, comme dans le *mal de mer.*

Ce n'est pas d'aujourd'hui qu'on signale une relation entre le mal de mer et le vertige. Il y a longtemps déjà que Darwin attribuait le mal de mer au vertige que la mobilité des objets détermine. M. Fonssagrives(114) lui objecte que les aveugles ont le mal de mer comme les autres, et M. Leroy de Méricourt (115) a reproduit l'objection contre le vertige visuel de Piorry. M. Fonssagrives, citant l'opinion qui attribue le mal de mer à la continuité des contractions musculaires nécessaires pour le maintien de l'équilibre, la trouve « inhabile à expliquer la persistance si fréquente du mal de mer pendant la position horizontale », et, suivant lui, « elle ne supporte pas la discussion. »

M. Guépratte avait défendu une opinion analogue, quand il attribuait le mal de mer à une influence morale : la peur. Mais le mieux inspiré me paraît être M. de Rochas (116), qui insiste sur l'influence de l'attitude et des efforts que font les sujets qui n'ont pas le *pied marin* pour affermir l'équilibration compromise.

Il est certain que les troubles de l'équilibration, l'incertitude de la notion du milieu résultant de la centralisation des notions de rapports fournies par les sens, précèdent tous les phénomènes du mal de mer, même la peur, invoquée comme cause par Guépratte et qui, en effet, ne saurait être indifférente ; car elle contribue certainement à l'incertitude de cette notion du milieu. Sans doute, le ballottement des viscères abdominaux (Keraudren), les modifications de la circulation encéphalique (Wollaston, Ch. Pellarin, Fischer), la commotion du cerveau (Gilchrist, Sper, Larrey, Fonssagrives), en un mot toutes les sensations inusitées que le balancement provoque ont leur part dans le vertige ; mais c'est parce qu'ils en ont une dans la formation de cette notion du milieu.

Il n'est pas moins certain que le sujet n'est *amariné* que le jour où il est maître de son attitude, comme le danseur n'évite le vertige que lorsqu'il parvient à s'affranchir de ses fausses notions sensorielles ; et l'attitude la meilleure pour résister au mal de mer n'est pas le décubitus horizontal ; c'est celle où le corps fléchi ou pelotonné, couché sur le côté, arc-bouté solidement de toutes parts, subit le moins possible les oscillations qui troubleraient son équilibre. Si la tête est couverte, si l'on interdit à l'air l'accès direct des narines, si une ceinture épigastrique comprime l'abdomen et limite les mouvements des viscères abdominaux, le malade n'éprouvera plus de dérangements dans son équilibre, s'isolera du milieu mobile et jouira d'un repos presque absolu. J'ai vu cesser dans ces conditions (qui ne représentent pas, il est vrai, une attitude commode), des accidents convulsifs dont l'intensité allait croissant jusques là et qui disparurent, sans que le temps et les oscillations du navire eussent changé le moins du monde. C'est un moyen que je conseille, l'ayant trop souvent, hélas ! expérimenté sur moi-même.

Le premier effet des oscillations du navire est de troubler l'équilibre. Dans le roulis, le centre de gravité est porté à chaque instant en dehors de la base de sustentation, en même temps que le sol manque sous les pieds. Ce dernier effet l'emporte sur le premier dans des mouvements de tangage et détermine au périnée une sensation particulièrement pénible que l'on éprouve également dans l'exercice de la balançoire. C'est à ce moment que surviennent ou que reparaissent le vertige et les nausées. En même temps toutes les notions fournies par la vue deviennent confuses, comme dans la valse. Pas plus que dans la valse, les aveugles ne sont préservés du vertige ; mais ce n'est pas seulement sur la vue que se règle l'équilibre ; ils se règle avant tout sur la gravité. Et si l'on trouve dans le trouble des notions sensorielles toutes les conditions dont chacune, à l'état isolé, suffit à produire le vertige, pourquoi chercher dans des modifications hypothétiques des organes une explication qu'ils suffisent à donner ?

J'ajoute que la science du *pied marin* consiste à élargir et fixer solidement la base de sustentation, pour pouvoir donner plus d'amplitude aux oscillations du centre de gravité au-dessus de cette base, mais il faut, en outre, borner l'effort musculaire aux muscles des membres inférieurs et des gouttières vertébrales, sans y faire participer ceux de l'abdomen et des parois thoraciques. C'est dans les articulations des genoux et des hanches que s'opèrent les principaux mouvements ; l'effort des muscles du tronc se borne à déplàcer en totalité le corps en sens inverse de l'inclinaison du pont du navire. Quand le pont du navire devient perpendiculaire à l'horizon, il n'y a plus pour personne de station verticale possible ; et les mieux amarinés s'asseyent ou se couchent en attendant que le navire se redresse.

C'est de l'habitude d'élargir la base de sustentation et de fléchir les genoux dans la station verticale que résulte l'attitude typique du matelot, qui marche les jambes écartées, plus ou moins arquées, la pointe des pieds en dehors et oscille, par habitude, sur le « plancher des vaches », quand le plancher du navire n'oscille plus sous lui.

§ 5. — *Influences combinées.*

ATTITUDES PROFESSIONNELLES VICIEUSES. — Plusieurs des influences que nous venons d'étudier se trouvent combinées dans les attitudes vicieuses imposées par le travail professionnel et que nous pouvons, sans trop vouloir généraliser, grouper dans les catégories suivantes :

1° Attitudes verticales prolongées ;

2° Attitudes assises;

3° Attitudes accroupies ou agenouillées;

4° Attitudes anormales.

I. *Attitudes verticales prolongées.* — Parmi les professions où il est fait abus de la station debout, nous pourrons citer celles de *facteurs ruraux*, *conducteurs d'omnibus*, *commis de magasins*, *marchands forains*, *charpentiers*, *terrassiers*, *typographes*, *forgerons*, *briquetiers*, *boulangers*, *maçons*, *laboureurs*, etc., dans lesquelles ce n'est pas toujours, il est vrai, à la station debout mais plutôt au travail dans l'attitude verticale que l'on peut imputer les troubles pathologiques professionnels. Quelques-unes seulement de ces professions ont été étudiées à ce point de vue. Dans la plupart d'entre elles aussi, l'attitude verticale n'est qu'une influence secondaire, au milieu d'une foule d'autres influences nocives. Telle est celle d'*aiguiseurs*, où M. Chevallier (117) attribue à l'attitude les ulcérations des jambes aussi bien que la déformation du corps ; de *cardeurs*, où l'attitude habituelle entraîne une fatigue énorme et de la courbature des bras, des épaules et quelquefois aussi de la région lombaire, quand le travail se fait à la baguette (45) ; celles de *chapeliers*, de *maçons*, de *carriers*, *terrassiers* et en général d'*hommes de peine* « comprenant tous ceux dont l'attitude et le mouvement professionnels trouvent leur caractéristique dans le phénomène physiologique de l'effort » (122).

Le port des fardeaux donne aux hommes de cette dernière catégorie des attitudes caractéristiques et engendrent des désordres anatomiques ou physiologiques du même genre. C'est chez les *forts de la halle*, les *porteurs d'eau*, les *colporteurs*, les « *porte-balles* », la voussure du dos, où s'établissent des rugosités, des callosités, des bourses séreuses accidentelles, des furoncles. En même temps l'abus de l'attitude verticale, et l'obstacle à la circulation en retour, résultant du port des fardeaux, et des efforts des muscles abdominaux qu'il nécessite, entraînent la congestion des viscères et la production des varices aux jambes.

On a signalé chez les *porteurs d'eau* une conformation spéciale caractérisée par l'élévation et le rejet en arrière du corps de l'omoplate ; et les palpitations, comme les lésions organiques du cœur seraient fréquentes chez eux. Ceux de Rennes, d'après Bachon (123), doivent à l'habitude de porter la cruche sur le flanc, une attitude déjetée particulière, et une paralysie brachiale progressive résultant de la compression du nerf brachial.

Chez les *marchands forains* qui portent un éventaire, on constate l'ensellure lombaire ; et chez les marchandes, un développement considérable des veines superficielles du bas-ventre, résultant de la projection de l'abdomen en avant.

Les *joueurs d'orgue* ont une déviation latérale du rachis à concavité gauche (122).

Les ulcérations des jambes et les varices figurent dans la pathologie professionnelle de certaines professions, par ailleurs très salubres ; par exemple, chez les *bouchers*, où elles ont été signalées par Parent-Duchâtelet (120), dans la proportion de 19 bouchers sur 2607 variqueux, et attribuées par lui à la station debout prolongée. Il a compté 62 *boulangers* sur 2607 artisans atteints des mêmes affections; mais, dans cette dernière profession, le travail debout entraîne d'autres inconvénients. Malgaigne (55 *a*) les considère comme prédisposés aux hernies, par suite de ces conditions spéciales; et s'il est vrai que le pétrissage de la pâte et les efforts qu'elle nécessite, de la part des mains et des bras, dans l'attitude spéciale aux boulangers, détermine un développement considérable des muscles du membre supérieur, ainsi que l'a constaté, le premier, Ramazzini (118); d'autre part, Patissier (119) et Shann (137) leur ont attribué la fréquence, chez les boulangers, des maladies organiques du cœur et de l'emphysème. Les mêmes prédispositions ont été signalées chez les *briquetiers*, qui présentent fréquemment des varices quelquefois très volumineuses, et, suivant Vernois (121), une atrophie professionnelle du tibia.

Outre les hernies, les varices sont fréquentes chez les *maçons* (126), les *charpentiers* et autres ouvriers en bois. Suivant Koblank (124), un tiers des *menuisiers* seraient atteints de dilatation variqueuse des jambes. Il n'est pas rare, dit-il, de voir, notamment dans la région du genou, des tumeurs du volume du poing et vers lesquelles serpentent des contours variqueux de la grosseur du doigt. A ces lésions se rattachent des varicocèles et des ulcères variqueux, même chez les jeunes ouvriers. M. Layet, il est vrai, tout en admettant la fréquence du variocèle chez les menuisiers fait des réserves au sujet des varices et des ulcères variqueux (122). Quant aux *maçons*, Parent-Duchâtelet en compte 161 variqueux pour un total de 2067 artisans atteints de cette affection. Il n'y aurait au-dessus d'eux que les serruriers, 167, les journaliers, si nombreux à Paris ; au-dessous sont les *menuisiers :* 95 et les *charretiers :* 84 (45).

Le type des professions debout est représenté par les *typographes*, chez qui l'attitude verticale habituelle détermine, outre les varices et les ulcères variqueux, l'œdème des jambes et des tremblements.

II. *Attitudes assises.* — On devrait trouver dans les professions « sédentaires » la contre-partie des précédentes ; cependant c'est à l'attitude assise que les professions d'*hommes de lettres*, *employés*, *bijoutiers*, *graveurs*, *horlogers*, *cordonniers*, *tailleurs*, *tonneliers*, *voiliers*, etc., doivent la plus grande partie des infirmités qu'elles engendrent.

Dans la position assise, dit M. Layet (122) « les viscères abdominaux sont comprimés, principalement l'estomac et le foie ; le diaphragme, refoulé en haut, vient appuyer sur les poumons ; ceux-ci, maintenus par la paroi antérieure de la poitrine qui s'aplatit en se portant légèrement en arrière, se trouvent resserrés dans un espace devenu insuffisant pour la complète expansion de leur parenchyme. Il en résulte un ralentissement de la circulation abdominale que vient accroître encore l'absence de tout exercice musculaire. De là des stases sanguines dans les organes digestifs et, par suite, une torpeur habituelle des fonctions d'absorption. La gastralgie, la dyspepsie, conséquence de l'inertie gastro-intestinale, la constipation, les hémorrhoïdes ; et, chez les femmes, les troubles de la menstruation : telles sont les affections qu'entraîne, en général, la continuité d'une pareille attitude professionnelle. »

Chez les *gens de lettres* que M. Beaugrand (45) distingue à bon droit des *écrivains*, elles se compliquent des effets d'une excitation cérébrale excessive et réitérée, du séjour dans un air confiné, des veilles prolongées, de la lumière artificielle; mais c'est bien à l'attitude assise, qu'il faut attribuer ces particularités du tableau qu'a tracé M. L. Fleury (129) : l'atonie, l'inertie des muscles de la vie végétative, la gastralgie, la dyspepsie, la constipation, auxquelles il faut ajouter les affections graves de l'appareil génito-urinaire, le catarrhe de la vessie, l'incontinence d'urine, la gravelle, et surtout la pierre dont Civiale (130) a démontré la fréquence chez les savants. Chez eux, dit Fleury, « le cœur se contracte moins énergiquement, la circulation capillaire languit, le sang abandonne la circonférence pour se concentrer dans les organes profonds ou déclives ; la face est pâle, la peau sèche, les extrémités sont froides; un cercle vicieux s'établit entre la constipation et la congestion hémorrhoïdale, entre la dyspnée et la congestion hépatique, entre ces affections et l'anémie, l'asthénie générale. La congestion chronique du foie se montre très fréquemment chez les gens de lettres, les artistes ; elle est souvent accompagnée, de mélancolie, de monomanie, de nécrophobie. Des palpitations nerveuses, anémiques ; des battements de cœur irréguliers, intermittents ; une respiration imparfaite, gênée ; une calorification âcre, mordicante, complètent le tableau. » Nous avons assez insisté sur les inconvénients des attitudes scolaires pour n'y plus revenir.

« S'il est un point, dit M. Layet (122), sur lequel les auteurs qui ont cherché à établir l'influence des professions sur la phthisie pulmonaire professent une opinion unanime : c'est l'énorme proportion de phthisiques que présentent les professions qui nécessitent une position courbée. C'est peut-être ce qui ressort le plus clairement des statistiques dressées par Benoiston (de Chateauneuf) (135) et Lombard (de Genève) (136), les couturières, les copistes, les graveurs, les tailleurs, les sauniers, etc., paient un large tribut à la phthisie. » Sans innocenter l'attitude fléchie, qui nuit certainement à l'hématose, il est permis de croire que cette morbidité reconnaît d'autres causes. « J'insiste sur ce point, dit M. Layet : l'attitude courbée trouble la nutrition, l'immobilité du corps la ralentit ; mais il faut, avant tout, ainsi que Benoiston (de Chateauneuf) l'a fait ressortir, tenir compte de la viciation habituelle de l'air respiré, de l'influence d'une mauvaise nourriture, des privations de toute sorte, du chagrin, de la misère. Tout dépend aussi du plus ou moins d'énergie de l'organisme ; c'est ainsi que les ouvrières sont plus atteintes que les ouvriers. D'une autre part, il faut reconnaître que les enfants et les jeunes gens d'une constitution délicate choisissent justement ces mêmes professions où l'attitude assise domine ; et c'est là une prédisposition individuelle dont il faut avant tout tenir compte. »

Au demeurant, on ne saurait considérer comme insalubres, en dehors des influences visuelles, les professions de *bijoutiers*, *horlogers* et analogues; et et dans d'autres où la morbidité est grande, comme celles de *dentelières, brodeuses*, on ne saurait trop incriminer l'attitude. Cependant Brieude, en Auvergne (132), Thouvenin, à Lille (133) accordent à cette influence une grande importance, parce que la plus grande partie de la vie se passe, pour ces femmes, dans une immobilité absolue. D'après M. Thouvenin, « on peut regarder comme un fait positif que, sur 100 jeunes filles de cinq à six ans à qui l'on fait apprendre la fabrication de la dentelle dans un âge aussi tendre, et pendant quatre ans, comme l'usage le veut, la moitié au moins, à cinquante ans, seront bossues ou atteintes d'une des nombreuses affections des yeux..., ou d'un des symptômes de la maladie scrofuleuse, et d'une taille beaucoup au-dessous de la moyenne, avec voussure du dos, pâleur et maigreur de la figure ; et cette proportion de femmes infirmes augmente encore avec l'âge... Combien de femmes âgées, occupées depuis longues années à la fabrication de la dentelle, éprouvent une grande difficulté à mouvoir leurs jambes, quand, après un travail de quatre à cinq heures, elles sont obligées de se lever pour prendre leurs repas et satisfaire à leurs besoins. » Ces inconvénients résultent surtout de ce que l'obligation de poser le *carreau* sur les genoux, exagère l'attitude fléchie, et M. Thouvenin pense que si, dans le bas âge, on avait habitué ces femmes à se servir d'un pupitre, « le mouvement de leurs jambes serait tout aussi facile chez elles que chez les autres ouvrières et elles ne seraient pas exposées, comme on en voit beaucoup à Lille, à avoir leurs genoux ankylosés dans leur vieillesse... »

Ce n'est pas tant l'attitude assise que l'attitude fléchie qui fatigue les *peaussiers*, *tanneurs*, *corroyeurs*, *mégissiers;* mais c'est surtout la pression de la tête du chevalet sur le bas-ventre, laquelle, en outre de la gêne respiratoire, engendre un genre de coliques spéciales qu'on attribue à ces conditions. La même cause et les mêmes effets (122) se rencontrent chez les *tonneliers*.

Les *voiliers*, les *cordonniers*, les *tailleurs*, les *chaudronniers*, doivent surtout à l'attitude assise la voussure du dos, les gastralgies et les troubles gastro-intestinaux. On a signalé, en outre, la déviation des genoux en dedans chez les *batteurs de chaudrons* (122), les bourses séreuses aux malléoles externes, à la tête du péroné, à la tête saillante du cinquième métacarpien ; l'atrophie musculaire des jambes, les névralgies sciatique et lombaire, la tendance à la claudication (118), chez les *tailleurs;* les embarras gastriques fébriles et les fièvres muqueuses chez les *voiliers* (122). Enfin, d'après Shann (137), les maladies du ventre seraient deux fois plus nombreuses chez les *cordonniers;* les maladies de l'estomac seraient représentées chez eux par le chiffre élevé de 67 pour 100 des maladies observées, la moyenne, dans l'ensemble des autres professions, étant de 40 pour 100. Corvisart et Mérat avaient également signalé les cordonniers comme sujets, non seulement à l'inflammation chronique, mais encore au cancer de l'estomac (122). Nous en trouverons l'explication dans cette considération que, chez les cordonniers, l'attitude courbée, la position de la forme, les efforts qui se concentrent sur elle, établissent vers l'épigastre un véritable *centre d'effort* qui appelle en ce point les localisations morbides. Tardieu (140) a signalé l'enfoncement chondrocostal des sixième, septième et huitième côtes, immédiatement au-dessus de l'appendice xyphoïde. Suivant la remarque de Thackrah (134), on reconnaît un cordonnier au seul aspect, comme on reconnaît un tailleur. Ajouterons-nous que M. Reich (138) attribue l'exaltation politique ou religieuse des cordonniers à leur attitude vicieuse qui, déformant le foie, entraîne une tendance particulière à la méditation, à la mélancolie, au mysticisme? Hannover (139) avait aussi constaté chez les tailleurs danois une prédisposition particulière aux maladies mentales, et il les attribuait, sinon à l'attitude même, du moins à l'immobilité et à l'oisiveté d'esprit, ce qui paraît plus logique.

Les *couturières* participent de la morbidité des tailleurs sous le rapport de la phthisie. Hannover indique 48 décès de phthisie sur 100 décès de tailleurs; d'après Benoiston (de Chateauneuf), tandis que l'on rencontre 46 phthisiques sur 1,000 ouvriers tailleurs de tout âge, ce chiffre s'élèverait à 55 chez les couturières et 86 chez les brodeuses. Suivant Trébuchet, sur 1,000 personnes de la profession, il meurt de phthisie, à Paris, chaque année, 7 tailleurs et 9 couturières.

La machine à coudre mise en usage, à partir de l'année 1855, crée à ces dernières des conditions spéciales. On sait aujourd'hui que les inconvénients des machines ont été beaucoup exagérés et qu'en définitive, elles sont plutôt un soulagement pour la mère de famille, quoique l'abus qu'on en fait

ait aggravé la situation de l'ouvrière. Les inconvénients signalés se résument dans des maux de reins, des troubles menstruels, observés déjà par Ramazzini chez les femmes qui exerçaient le métier de tisserandes et qui se traduisent tantôt par la dysménorrhée, tantôt par des pertes excessives ; puis l'excitation génitale, entraînant tantôt de simples eczémas au voisinage de la vulve, tantôt la leucorrhée, l'éréthisme génital, et la masturbation. MM. Espagne (140) et Decaisne (141) ont réduit ces assertions à leur juste valeur. Une grande partie des inconvénients des machines résultent de l'emploi d'instruments disproportionnés aux forces de l'ouvrière et du jeu alternatif des pédales ; la tendance à la masturbation n'existe, malgré tout, que chez des ouvrières déjà suspectes à cet égard ; et beaucoup de femmes, de celles même qu'incommode le jeu alternatif des pédales, n'ont jamais éprouvé d'éréthisme génital. Il n'en est pas moins vrai que la fatigue du travail des pieds, dans une position courbée, et l'attention que réclame ce travail sont de nature à engendrer des troubles pathologiques. Beaucoup de femmes observées par M. Decaisne éprouvaient après des journées de dix, douze et treize heures, des douleurs vagues dans les muscles, des maux de reins, des douleurs dans les cuisses, des crampes ; mais l'assuétude peut s'établir et s'établirait, en effet, au bout d'un ou deux ans. Les fausses-couches n'ont pas été plus fréquentes, chez ces femmes, et les deux auteurs que nous citons sont portés à considérer l'usage de la machine comme régularisant plutôt la menstruation. En résumé, il n'y a guère ici qu'une question de mesure. Le travail poussé à l'excès serait plus fatigant qu'un autre ; et l'on ne saurait trop désirer la vulgarisation d'un moteur automatique.

III. *Attitudes accroupies* ou *agenouillées.* — Les attitudes de ce genre ne s'observent que dans un petit nombre de professions : les *couvreurs*, les *blanchisseuses*, les *matelassiers*, etc., auxquels nous ajouterons les *dévots*.

Nous ne signalerons que pour mémoire les bourses séreuses prérotuliennes, prédisposant à l'hygroma et aux abcès du genou ; mais la position accroupie sur les toits paraît à M. Layet (122) avoir une sérieuse influence sur la « faiblesse paralytique » des membres inférieurs qu'il a observée chez les anciens *couvreurs* : « Après un travail prolongé, en effet, dans cette attitude, les ouvriers éprouvent une certaine insensibilité des jambes qui se dissipe plus ou moins vite. » L'auteur en rapproche l'arrêt de développement avec flaccidité des muscles des mollets observé par Vernois chez les mêmes ouvriers.

Les *blanchisseuses* présentent fréquemment des ulcères aux jambes, plus fréquents toutefois chez celles qui travaillent debout. Sur 766 femmes atteintes d'ulcères aux extrémités inférieures et dont la profession était indiquée, Parent-Duchâtelet a compté 204 blanchisseuses, soit 26,6 pour 100.

IV. *Attitudes anormales.* — Les attitudes anormales, forcées, vicieuses, tordues, paradoxales se retrouvent dans un grand nombre de professions parmi lesquelles nous citerons : les *forgerons*, les *moissonneurs*, les *ajusteurs*, les *calfats*, les *aiguiseurs*, les *dévideuses*, les *repasseuses*, les *brunisseuses*, les *tisserands*, les *graveurs*, les *tailleurs de pierre*, les *houilleurs*, etc.

Le travail à l'étau entraîne chez les *ajusteurs* « une déformation particulière, conséquence de l'attitude professionnelle : l'épaule et la partie voisine du thorax correspondant à la main qui tient habituellement le manche de l'instrument se développent, se bombent en arrière sans que l'épaule devienne plus élevée, de manière à présenter une légère gibbosité latérale » (122). On a signalé également un certain degré de déviation du genou en dehors, que l'on attribue à l'allongement des ligaments internes de l'articulation fémoro-tibiale par suite des mouvements latéraux qu'accomplit la jambe droite (142) ; ainsi que la déformation de la poitrine constituée par une saillie du sternum au niveau des deux premières côtes, avec enfoncement au-dessous, à l'appui de l'outil, et un rétrécissement du côté droit du thorax porté en avant par la flexion des côtes qui proéminent fortement et sont incurvées en avant, comme tout ce côté du squelette (53).

Les *brunisseuses* ont en commun, avec les précédents, le travail du brunissoir, et présentent de ce fait une déformation particulière signalée par Beaugrand (45), en outre de celles que Tardieu, Vernois et lui-même ont signalées à la main. Quand il s'agit d'une grosse pièce, la plupart des ouvrières appuient le poignet contre le côté correspondant de la poitrine et aident à l'action par un mouvement alternatif de l'épaule. Il est probable que cette pratique est plus fréquente chez celles qui sont chétives, et l'on conçoit qu'une déformation puisse en résulter.

C'est pour la même raison que les *graveurs* présentent une voussure du dos et une déformation en arrière des épaules (122). M. Layet les rapproche des *ajusteurs*, au point de vue de la prédisposition à la phthisie qui est très fréquente chez ces derniers; et qu'il attribue à l'attitude professionnelle et à la déformation thoracique. La moyenne générale des décès par maladie de poitrine étant de 35 pour 100 décès de la profession, les ajusteurs fournissent 39 décès d'affections des voies respiratoires pour 100 maladies internes, et 21 décès pour 100, si l'on compte la phthisie seule. Benoiston (de Chateauneuf) compte chez les *serruriers* 8 phthisiques sur 1,000 ouvriers; Hannover donne pour les *tourneurs sur métaux* un chiffre de 10 phthisiques sur 100 malades et 42 décès par phthisie sur 100 décès. Lombard et Neufville (144) donnent comme âge moyen de décès chez cette catégorie d'ouvriers l'âge de quarante-cinq ans, ce qui les classe parmi les moins favorisés,

Chez les *aiguiseurs,* l'habitude de pencher le corps en avant, en faisant effort sur l'objet, entraîne suivant T. Thackrah, la déviation antérieure de la colonne vertébrale. Suivant Chevallier, ces déformations se rencontreraient dans la proportion de 7 pour 100. M. de Freycinet (145) signale aussi l'*aplatissement de la poitrine* résultant de l'habitude qu'a l'ouvrier de se soulever en entier pour appuyer l'outil sur la meule en se dressant sur la pointe des pieds. Les fabriques de Châtellerault ont interdit cette pratique, et l'initiative de la réforme appartient à la maison Charrière de Paris.

Les maladies chroniques, si communes chez les *tisserands*, sont attribuées aussi pour une grande part à l'attitude. L'effort est des plus complexes. Le corps penché en avant, appuyé sur la *poitrinière*, l'ouvrier fait agir avec les pieds les pédales du métier pendant qu'avec les mains il lance la navette et balance le battant qui affermit la trame et la régularise dans la chaîne. Les secousses du battant sur la poitrinière s'ajoutent à la pression de celle-ci, d'où les crampes, les gastralgies, les dyspepsies (146), pendant que les mouvements des membres inférieurs entraînent des crampes musculaires des jambes, de la fatigue, et une subluxation des orteils résultant de leur extension exagérée et continue sur les pédales (121); enfin les mouvements des bras qui manœuvrent le battant, très pénibles dans la confection des fortes étoffes, ont été accusés de déterminer des affections organiques du cœur, d'autant plus graves, que l'humidité des ateliers expose l'ouvrier aux rhumatismes.

Ces inconvénients sont plutôt exagérés dans les métiers Jacquart. Aussi la profession de tisserand est-elle encore l'une des plus pénibles.

Nous avons signalé l'obliquité du bassin chez les *dévideuses* de cocons et les inconvénients attribués par Melchiori à leur attitude inclinée à droite du côté de la bassine, attitude qu'elles maintiennent pendant tout le tirage des cocons. Chez les *tourneuses* qui font marcher à bras les dévidoirs, on a noté des incurvations plus ou moins prononcées de la colonne vertébrale ; les bras sont très développés, tandis que les jambes sont atrophiées et comme cagneuses. D'autres opérations de l'industrie de la soie entraînent des attitudes forcées ou prolongent l'attitude assise, comme chez les *cardeurs ;* mais celles qui se rapportent au moulinage et sont confiées aux femmes sont les plus défectueuses au point de vue de l'hygiène.

Chez les *moissonneurs*, nous trouvons une forme d'attitudes *violentes* qui sont particulièrement exagérées chez les *forgerons*, les *mineurs*, etc. « Tous les vieux paysans, dit M. Layet, sont atteints de cyphose, et restent penchés vers cette terre qu'ils ont tant arrosée de leur sueur; chez les *vignerons* de profession qui labourent à la pioche, la courbure est surtout prononcée à la région cervicale. » Le *moissonneur* qui contribue au labour est exposé aux mêmes déformations; mais, en outre, la fauchaison, par le mouvement de droite à gauche qu'elle nécessite, imprimant une impulsion saccadée à toutes les parties du tronc et des membres, est un labeur des plus difficiles à soutenir longtemps. Dans le maniement de la faux le travailleur n'est point soumis à un mouvement alternatif d'abaissement et d'élévation du tronc comme dans le labour à la pioche; les jambes écartées, les reins courbés mais immobiles, la progression qui s'effectue dans cette posture est des plus pénibles à accomplir. Aussi le *faucheur* est-il plus particulièrement exposé à la cyphose professionnelle. » Chez les *botteleurs*, le même auteur a constaté que l'attitude accroupie dans laquelle ils se placent pour confectionner la botte occasionnait le plus souvent des crampes dans le mollet; et que l'extension violente et continue du gros orteil provoquait parfois des douleurs très vives dans l'articulation métatarso-phalangienne correspondante, avec un certain degré de subluxation, et de la crépitation douloureuse dans l'extenseur propre du gros orteil.

La profession de *forgeron* est l'une des plus pénibles, surtout dans le jeune âge où elle est représentée par les *cloutiers*, que l'on met à la forge dès l'âge de sept ou huit ans, dans les Ardennes. Dans certaines communes, suivant Masson (147), les jeunes filles elles-mêmes font des clous bien avant l'âge de puberté, en se servant des mêmes marteaux que l'homme adulte, et l'on voit hommes, femmes, enfants, confondus pêle-mêle, travailler du matin au soir, dans une immobilité complète des jambes, martelant le fer à la main, dans un mouvement continuel des bras, avec un balancement perpétuel du tronc, passant leur vie dans une atmosphère échauffée par la forge et viciée par la vapeur sulfureuse de la houille.

« Le cloutier, dit M. Masson, a de hautes épaules, et la gauche est plus élevée que la droite : le tronc est penché de ce côté ; et le poids du corps, s'inclinant en ce sens, courbe la jambe correspondante, ce qui fait que le cloutier est mal assuré dans sa démarche et boîte souvent d'une manière notable. » Nous passons sur les difformités des mains, surtout de la droite, qui met les cloutiers dans l'impossibilité de saisir une pièce de monnaie sur une table.

Chez les *marteleurs*, la distension exagérée des ligaments de l'articulation scapulo-humérale qui compromet la fonction du bras est la conséquence du mouvement de torsion d'avant en arrière qu'est appelé à faire le bras dans le soulèvement du marteau. Suivant Maisonneuve (148), quand l'ouvrier se tient debout, la jambe gauche en avant, le poids du corps se rejetant sur le membre inférieur droit, il en résulte un mouvement de torsion qui se passe dans la colonne lombaire et qui, chez un grand nombre, finit par produire, à la longue, un lumbago assez intense pour contraindre les *frappeurs* à suspendre fréquemment leur travail. Nous ne parlons pas des varices et des hernies qui sont fréquentes, ni des hémoptysies produites par la secousse des marteaux à vapeur, non plus que de l'albumine professionnelle qui caractériserait le lumbago des forgerons, suivant Layet.

Que dire de l'attitude paradoxale habituelle aux *mineurs* et aux *houilleurs* et dont les *calfats*, dans la marine, présentent une atténuation. L'une des moindres infirmités du mineur est l'hydrarthrose du genou résultant du travail à genoux dans l'humidité ; mais l'attitude a sa part dans les maladies osseuses, carie, rachitisme et dans la coxalgie fréquente chez les mineurs. Nicolas Skragge signalait déjà dès 1777 les déformations particulières aux *houilleurs*. « Ceux qui tirent le charbon de la mine, disait-il, deviennent tout contrefaits à cause de la posture qu'ils sont obligés de prendre dans leur travail. » Suivant Fellows, un grand nombre de houilleurs deviennent boiteux et les enfants qu'on emploie de bonne heure dans les mines ont presque tous les jambes arquées. J.-C. Symons constate le même fait pour les ouvriers du Yorkshire, et Boëns Boisseau signale principalement, chez les houilleurs de Belgique, la cambrure des jambes, les pointes des pieds en dedans et les mollets en dehors; ainsi que les déformations du bassin, avec cambrure exagérée des vertèbres lombaires, et projection de l'angle vertébral vers le pubis (149). On conçoit la fâcheuse influence de ces déformations chez les femmes employées aux houillères. Les *hiercheurs* qui poussent les chariots présentent le lumbago des attitudes forcées, et Wilson les explique par les tiraillements des muscles lombaires. La coxalgie a été signalée aussi comme fréquente chez les houilleurs.....

Nous jugeons inutile de pousser plus loin cette étude; nous croyons avoir embrassé toutes les conditions qu'engendrent, d'une manière générale, les attitudes vicieuses des professions.

III. **Hygiène des attitudes.**

I. « Faire en sorte que l'action déformante de la pesanteur et de l'action musculaire ne devienne jamais supérieure aux résistances qu'elle rencontre dans les tissus organiques : tel est, dans son expression générale, dit Bouvier (4), le principe fondamental de l'hygiène des attitudes. »

Assurément, mais la vie nous impose des conditions qui sont, à peu près, la contre-partie de celles-là; et, en hygiène professionnelle, par exemple, ces conditions sont inhérentes à la profession même. Ce précepte qui se formulerait d'une manière plus générale, en disant qu'il faut *varier l'attitude et répartir convenablement les efforts qui la coordonnent, et en abréger la durée*, ce précepte est, dans la pratique, ou insuffisant, ou inapplicable.

L'idée qui se présente le plus naturellement à l'esprit serait, alors, de donner au corps des tuteurs qui le soutiennent et combattent l'influence déformante des forces extrinsèques. Nous ne saurions entreprendre ici l'examen, ni surtout la critique des appareils *orthopédiques :* lits, ceintures, corsets, etc., destinés au redressement des difformités. Nous nous associerions volontiers aux reproches que leur adresse M. Dally : d'exagérer les déformations qu'ils doivent combattre, soit parce qu'ils fournissent des points d'appui nouveaux au corps, qui ne se déforme jamais qu'en vertu d'une tendance organique, soit parce qu'en comprimant les parties saillantes, ils deviennent une cause d'hyperplasie osseuse irritative; soit parce qu'en comprimant le tronc, ils gênent son expansion et ajoutent une cause nouvelle à toutes les causes débilitantes (49 *d*). Nous croyons cependant, qu'en dehors des cas de difformités que nous devons laisser hors de notre cadre, il faut distinguer, sinon en fait, du moins en principe, les appareils de *redressement*, des appareils de *soutien*. Nous serions portés à croire que l'on pourrait, sans l'addition d'aucun appareil d'extension, tirer parti du *lit* pour rectifier, pendant le repos de la nuit, une attitude vicieuse, sans toutefois perdre de vue que le sommeil doit être, avant tout, réparateur et n'exiger aucun effort. Ceux qui ont couché sur des lits de camp savent que la seule inclinaison du lit faisant supporter aux pieds le poids du corps suffit seule à compromettre le repos; mais nous ne blâmerions pas un traitement orthopédique basé sur ces indications bien comprises.

Il ne peut être question d'appareils de soutien dans les attitudes professionnelles qui sont la conséquence des mouvements violents exigés par le travail; ni, en général, dans les attitudes *actives;* cependant il en est dont, à défaut d'expérimentation médicale, l'usage a consacré les bienfaits. Avons-nous raison, par exemple, de proscrire aussi absolument les ceintures, dans le costume actuel? Ce costume, pour le dire en passant, est aussi irrationnel que possible ; et l'on peut, sans être prophète, prédire son abandon dans un avenir rapproché. Notre siècle utilitaire s'est contenté de vêtements étriqués comme l'est notre pensée elle-même. Mais nos descendants ne mettront-ils pas quelque jour à la mode les vêtements amples, les gestes expansifs, la parole franche et la pensée libre ? Du moins, ne réformeront-ils pas le costume pour le mettre en rapport avec les habitudes de travail d'une société de plus en plus industrielle?.... « La ceinture, dit M. Tillaux (143), a de tout temps été employée dans un but physiologique; car elle vient en aide à la paroi abdominale. Avec ses fibres musculaires, verticales, transversales et obliques en sens divers, le tout compris entre des lames fibreuses résistantes, la paroi de l'abdomen n'est autre chose, en effet, qu'une ceinture élastique, contractile, destinée à préserver et aussi à contenir les viscères renfermés dans sa cavité. Lors de la course, du saut, de l'effort, la paroi soutient utilement les organes pressés par le diaphragme; lorsqu'elle n'a plus sa résistance normale, lorsqu'elle a été distendue, affaiblie, l'homme éprouve le besoin d'y suppléer d'une façon artificielle. La ceinture vient donc s'ajouter à l'action physiologique de la paroi de l'abdomen; aussi les ouvriers, les lutteurs, etc., ont-ils raison de s'en servir constamment (?) ; elle facilite singulièrement les longues étapes, s'oppose aux secousses violentes des viscères dans l'exercice de l'équitation. Elle fournit, de plus, un point d'appui à la contraction des muscles des gouttières vertébrales pour l'accomplissement des violents efforts. Si la ceinture est utile pour s'ajouter au fonctionnement normal, régulier, de la paroi de l'abdomen, elle devient indispensable lorsque cette paroi ne suffit plus à contenir les viscères abdominaux. »

Toutefois la ceinture ne convient qu'à la condition de ne pas exercer de compression gênante; au delà d'un certain âge surtout, l'abdomen demande à être dégagé de toute compression. A cet âge aussi les *bretelles*, dont on n'a pas encore bien précisé les effets sur l'attitude, sont réclamées par le besoin d'éviter des pressions de ce genre, qui, chez certains, sont même douloureuses.

Au moins, ne voit-on pas pourquoi l'on proscrirait les appareils de soutien dans les attitudes passives. Les femmes doivent à l'usage du *corset* un soulagement véritable, et n'y renonçaient plus volontiers, si mal construit qu'il soit d'habitude. « Les corsets, disent MM. Bouland et Bouvier (52), ne doivent pas seulement être l'objet d'une *tolérance* accordée aux exigences de l'esthétique; on doit encore les conseiller, les *prescrire*, dans beaucoup de cas. » Toutefois, c'est encore ici un vêtement du jeune âge. La preuve en est que la plupart des femmes abandonnent le corset en vieillissant, après en avoir abusé, et tout en le regrettant. C'est évidemment que tel appareil qui convient à un âge ne convient pas à un autre; et de même qu'on ne devrait pas faire porter aux jeunes filles, avant la puberté, les corsets tels qu'ils sont construits; de même que les conditions de la grossesse en sont une contre-indication, de même aussi devrait-on modifier ceux qu'on destine aux femmes âgées.

II. L'hygiène de l'attitude varie d'ailleurs suivant les âges. Étant données nos habitudes, elle doit commencer à la première enfance. Ses préceptes, il est vrai, sont alors élémentaires. La nature, qui a destiné l'homme à la station verticale, a besoin de procéder avec mesure; et, s'il est nécessaire de la surveiller quand elle dévie du but auquel elle doit tendre, il faut s'attacher surtout à ne pas compromettre son œuvre. Le rachitisme, très rarement congénital, sévit le plus souvent vers l'âge de dix-huit à vingt mois (Depaul); il ne faut donc pas exagérer, avant cet âge, les précautions qui s'y rapportent. Le changement de bras, quand on porte l'enfant, serait donc généralement inutile à conseiller avant cette époque où les enfants marchent seuls, quand ils croissent dans les conditions normales. Desessartz (150) conseille d'incliner le plan du lit, dans le but de favoriser la circulation, la respiration et la déglutition... Ph. Gyoux (151) fait remarquer que cette inclinaison ne doit pas aller jusqu'à fléchir la tête ou comprimer l'occiput; et nous rappellerons ici ce que nous disions plus haut.

Le maillot assure la rectitude du corps pendant le sommeil, s'il en était besoin; il est possible que l'Émile de Rousseau fût plus à l'aise dans l'amnios que dans ses langes; mais force est bien de renoncer tôt ou tard à l'attitude intra-utérine; et rien ne nous prouve que « les pays où l'on emmaillotte les enfants sont ceux qui fourmillent de bossus, de boiteux, de cagneux, de noués, de rachitiques, de gens contrefaits de toute espèce ». On revient, au contraire, au maillot et on a raison.

C'est vers 10 mois, quand l'attitude verticale s'affermit chez l'enfant, au moment où le rachitisme va faire son apparition, que les accidents de la dentition, en amenant les paralysies musculaires, préparent les pieds bots et les genoux cagneux; et si la précocité de la marche et de l'attitude verticale peut être nuisible, il n'y a, au contraire, aucun inconvénient à les ajourner. Que les mères laissent donc faire la nature! L'enfant quitte assez tôt le bord de la robe maternelle; car le temps qu'il passe sur les genoux de sa mère est, après tout, celui où il demeure le plus près de son cœur.

Chez les enfants rachitiques ou paralysés, de même que chez ceux qui ont grandi trop tôt, surtout quand cette croissance a succédé à une maladie, ce qui est fréquent, il faut abréger la durée de l'attitude verticale et de la marche. Une bottine assez haute et assez solide pour affermir le pied sur la jambe, mais pas assez lourde pour ajouter un poids de plus au membre du paraplégique, préviendra la laxité des muscles ou des ligaments, de même que l'usage de plus en plus généralisé des petites voitures ménagera à l'enfant des attitudes intermédiaires, sans lui faire perdre le bénéfice de l'exercice au grand air.

La première étape, dans la voie de l'émancipation est l'école ou la salle d'asile. Il s'y heurte à un premier préjugé social : l'instruction précoce. Les « jardins d'enfants » de Frœbel ont peut-être résolu de la meilleure manière le problème de l'éducation des jeunes enfants; mais on ne sera tout à fait dans le vrai que lorsqu'on aura pris pour base de cette éducation *le jeu*. Toute notre ambition devrait se borner peut-être à leur en fournir les moyens, en leur donnant des locaux convenables suffisamment chauffés et aérés, des cours ombragées et spacieuses où ils n'auraient d'autre souci que de *varier leur attitude*. Il semble que l'on puisse s'en rapporter pour cela à leur imagination stimulée par le besoin de mouvement, si impérieux à cet âge; les « Jardinières » de

Frœbel enseigneraient, entre deux tours de barres, tout juste ce qu'il faut pour lire l'histoire de *Peau-d'Ane* ou du *Petit-Poucet;* et, quant à rendre un pareil travail attrayant, tous ces « Poupons » et « Bambins » se passeraient aisément, ce nous semble, de « Bonnins » comme de « Mentorines » dans les nouveaux Phalanstères. Il paraît cependant qu'il n'en est plus ainsi et qu'il faut diriger aujourd'hui les enfants dans leurs ébats.

Si nous en croyons M. Jorissenne (152), les jardins d'enfants des écoles belges ne laissent rien à désirer à cet égard. On leur fait faire des exercices proportionnés à leur âge et à leurs forces, et ces jeux, tout réglementés qu'ils sont, dans le fait, les amusent néanmoins ; on y introduit d'ailleurs tous les éléments capables de les intéresser ; on leur apprend les noms de différents organes, ceux des différentes directions ; on les fait courir, sauter, et on entremêle tous ces exercices, toutes ces leçons, de chants variés qui expliquent ce qu'ils doivent apprendre ; les exercices des bras, des jambes, se font méthodiquement, suivant le rythme de certains airs simples et faciles qu'ils chantent en exécutant les mouvements. M. Jorissenne assure que les enfants prennent un grand plaisir à jouer ainsi ; et, en outre, que leur santé s'en améliore ; que l'huile de poisson, le quinquina autrefois très employés à Liège, notamment, où l'air est mauvais, le sont aujourd'hui beaucoup moins ; que le nombre des tempéraments sanguins augmente de plus en plus ; que le nombre des enfants lymphatiques, rachitiques, scrofuleux, diminue au contraire ; que les déviations de la colonne vertébrale tendent à devenir moins communes.

Le difficile est d'avoir pour cela des professeurs

bien dressés. Il paraît que l'enseignement est à cet égard très complet en Belgique ; non seulement les instituteurs reçoivent cet enseignement, non seulement ils subissent, sur cette matière, des examens très sévères ; mais des établissements bien organisés sont uniquement consacrés à l'étude de la gymnastique; les professeurs connaissent, en outre, l'anatomie et la physiologie et des livres de vulgarisation sont répandus dans le public. Nous savons qu'il n'en est pas de même partout. Cette science encyclopédique est aussi rare que peut l'être l'aptitude à la vulgarisation. En réalité, la pénurie de nos professeurs rend impossible en beaucoup de pays l'application du système.

Autrefois l'on ne songeait pas à réglementer les jeux. On avait quelquefois tort. Le docteur Montégu (153) distinguait deux classes d'enfants : ceux qui sont bien conformés et ceux qui le sont mal. Déjà, dans la première catégorie, les enfants ne se trouvent pas toujours bien d'exercer tel groupe de mouvements auxquels leur organisation se prête mieux en laissant péricliter ceux de leurs membres qui auraient le plus besoin d'être développés. Beaucoup d'auteurs, avec Fournier-Pescay et Begin (154), blâment la prédominance donnée dans l'usage au côté droit et voudraient que l'on rendît les enfants ambidextres. Il y aurait, en effet, beaucoup d'avantages à les habituer plus qu'on ne le fait à se servir de la main gauche ; mais il est évident pour nous que l'habitude dont il s'agit naît de la force des choses et nous est commandée par des particularités d'organisation, le corps n'étant symétrique, en réalité, que dans sa charpente. Mais, quoiqu'il en soit, les inconvénients dont il s'agit sont bien autrement graves pour les enfants de la deuxième catégorie : « Ceux-là ne sauraient, sans surmonter de grandes difficultés, se livrer à des exercices que contrarient un défaut de conformation, ou la simple disposition à ce défaut ; il est donc évident que, loin de le rechercher, ils n'adopteront que les autres ; la conséquence en est assez claire : la disposition augmentera, la difformité deviendra plus grande, et ces enfants, dont on aurait fait, avec quelques soins, des hommes robustes, bien constitués, seront condamnés à traîner dans la langueur un corps disgracié, inutile aux autres et à charge à eux-mêmes » (153).

Aujourd'hui, d'ailleurs, les enfants ne jouent plus. Chez les plus petits, la toilette s'y oppose ; l'exiguité de nos appartements ne s'y prête pas, et nous leur mesurons le temps de la promenade. Dans les lycées, on dédaigne le jeu. A quoi cela tient-il ? « Est-ce que les barres, le jeu de balles et tant d'autres exercices du même genre sont moins amusants aujourd'hui que de notre temps ? demande M. Riant (152). Non, n'est-ce pas ; et cependant ces jeux, qui étaient si en faveur de notre temps, les collégiens, les lycéens d'aujourd'hui n'en veulent plus entendre parler ; et les jeux les plus ardemment recherchés par les générations précédentes n'ont pas plus de succès à l'heure actuelle que la gymnastique. » Autrefois, dit encore le même auteur dans son excellent livre sur l'Internat (63 *a*), autrefois « le besoin naturel de mouvement et d'activité suffisait à entraîner les élèves à des jeux nécessaires, dont le nom seul montrait qu'ils étaient aussi un plaisir. Aujourd'hui, il l'a bien fallu ! on a remplacé l'exercice facultatif et autrefois recherché : le jeu, par un système d'exercices réglés, savants ou prétendus tels, en tous cas peu récréatifs. L'élève s'en plaint, mais à qui la faute?... Ne lui parlez pas de jeu, il le dédaigne. La promenade lui est à charge... Sans doute, il est plus facile de rendre la gymnastique obligatoire que d'obtenir, en les commandant, l'entrain, l'activité, l'émulation salutaires, qui donnent aux jeux naturels une supériorité si grande sur tous les modes artificiels d'exercices. Mais ceux qui élèvent la jeunesse ont-ils conscience d'avoir fait tout ce qui était possible pour rendre aux jeux leur attrait et en assurer le bienfait aux élèves?... Dans les établissements d'instruction publique, en Angleterre, « les jeux viennent au premier rang, disait un maître d'Éton, les livres au second ». En regard de cette exagération, quelle part avons-nous faite aux jeux, aux récréations? »

Il est clair qu'il faut changer tout cela; mais on y arriverait mieux peut-être en mettant les écoliers dans des conditions plus favorables aux jeux, en leur en suggérant le désir. « Tout à l'entour du collège d'Éton, dit M. de Montalembert, de vastes prairies, limitées par les ondulations de la Tamise, forment un parc orné de pelouses et de futaies à perte de vue. Ce n'est pas là seulement que les enfants prennent leurs récréations : ils se répandent à toute heure dans la campagne ou le bourg voisin : sauf le temps des classes, ils font à peu près ce qu'ils veulent et n'abusent que rarement de cette liberté si étrange à nos yeux... ils commencent ainsi avec une impétueuse et précoce vigueur l'apprentissage... du *self-government*, comme le faisaient, d'ailleurs, leurs pères et les nôtres dans les écoles du moyen âge... » (155).

Nous aurons à parler plus longuement tout à l'heure de la gymnastique ; mais nous retenons de la discussion soulevée au Congrès de Paris (152), qu'elle répugne aux élèves. Il n'y a pas lieu de s'arrêter beaucoup à cette objection ; car on peut en dire autant de toutes les matières de l'enseignement ; et à nos yeux, pas plus en fait de science qu'autrement, il n'y a pas d'acquisitions sans peine. Le travail attrayant est une illusion, une de ces mille rêveries de Fourier dont le temps fera justice peu à peu. M. Vallin se plaignait qu'on n'eut pas trouvé de moyen terme entre la gymnastique acrobatique et la gymnastique ennuyeuse. M. Jorissenne assure, il est vrai, qu'en Belgique, la gymnastique sans appareil est acceptée avec plaisir par les enfants, et M. Riant constate la même chose en France en ce qui concerne l'enseignement primaire ; cependant, il constate aussi que, « dans une école où, chaque jour, de nombreux élèves réclament des exemptions de la leçon de gymnastique, il y a un enthousiasme pour les exercices gymnastiques véritables, librement exécutés pendant la récréation, en dehors de la surveillance du maître ».

Les filles n'ont que faire d'exercices violents. C'est pour elles surtout qu'il faut préconiser la gymnastique à mouvements lents. M. Fonssagrives (114 *a*) distingue les jeux des petites filles, suivant : 1° qu'ils favorisent le développement et l'harmonie des muscles ; 2° qu'ils développent l'agilité et l'adresse ; 3° qu'ils servent à la flexibilité et à la grâce des attitudes ; 4° qu'ils intéressent l'éducation des sens ; 5° qu'ils exercent les diverses facultés de l'esprit ; 6° qu'ils contribuent à développer le *sens maternel* et le *sens domestique*. Je crois que, sur le point qui nous occupe, il serait facile de répondre à toutes les exigences de l'hygiène et de l'esthétique féminine en combinant certains exercices qui se rapportent à la gymnastique respiratoire, dont nous parlerons ci-après.

Parmi les exercices violents, *la danse* plaît surtout à la femme, Suivant M. Leblond (156) « la marche, la natation, l'équitation, les exercices les plus doux du portique ; puis le billard, le cerceau, le saut à la corde, le volant, la musique, le chant, la danse, tout en exigeant peu de force, occupent utilement les instants de loisir de la jeune fille ». Ce qu'il y a de certain, c'est que la passion de la femme pour la danse, en particulier, pourrait être utilisée avec avantage. Il faudrait tout d'abord supprimer les talons hauts, d'où résulte la plus paradoxale de toutes les attitudes ; il faudrait ensuite que l'exercice de la danse eût lieu ailleurs que dans l'atmosphère étouffante et malsaine des salles de bal ou des salons ; il faudrait encore que, sans lui ôter son principal attrait, le rapprochement des sexes, on modérât ce qu'elle a d'excitant et de trop sensuel pour nos jeunes filles déjà énervées ou névropathes ; enfin, il faudrait que les jambes ne fussent pas seules intéressées au mouvement... Dans la voie où nous marchons, il y a certainement quelque parti à tirer de la danse dans l'intérêt des deux sexes ; mieux qu'aucun autre genre de locomotion, elle remplit les conditions d'un exercice profitable, en combinant le mouvement, la distraction et le plaisir.

Quoiqu'on fasse, la danse est, avant tout, sensuelle. Nous sortons du bal fatigués, ennuyés, désillusionnés ; mais les bals des peuples sauvages ont un tout autre dénouement, et la danse pourtant si monotone des nègres d'Afrique n'est pas moins éloquente à leurs yeux que ne l'est aux nôtres le *meneo* des brunes Andalouses ou la danse encore plus lascive des almées du Caire ou d'Alger. On se fait difficilement une idée de la frénésie qui s'empare de ces bons sauvages, après leurs soirées dansantes, lorsqu'on ne connaît de la danse que la valse à deux temps ou même la nonchalante *habanera*. Au reste, la danse répond à un besoin réel; comment s'expliquerait-on que l'humanité sautille avec tant de constance depuis cinq mille ans au moins, si cet exercice traditionnel n'avait que le charme d'une douce habitude?

Sans doute, il faut mesurer le plaisir de la valse à ces constitutions maladives pour lesquelles la puberté est un écueil; même il est peu de nos jeunes filles qui se trouvent bien de prolonger leurs veilles, emprisonnées dans des corsages étriqués et surtout insuffisants, au milieu d'une atmosphère confinée, exposées à des excitations prématurées et dissimulant bien souvent des douleurs réelles pour ne pas se priver des jouissances du bal.

Mais quelle objection feriez-vous au bal champêtre qui secouait un peu de la torpeur des villes l'ouvrière, la bourgeoise ou la duchesse, chacune dans son milieu respectif? Car à Dieu ne plaise que je songe à les mêler dans une ronde égalitaire! Que diriez-vous d'une municipalité qui organiserait ses fêtes sur de semblables données? Le fils de l'ouvrier, aussi bien que sa fille, n'auraient qu'à bénéficier de cette gymnastique amusante en plein vent; et pendant que celle-ci alternerait la danse avec les jeux ou exercices énumérés plus haut, celui-là jouerait aux boules, aux quilles, s'exercerait à l'escrime, au tir de l'arc, etc.

J'aime le bon curé de Veretz, « qui voyait très volontiers danser filles et garçons et principalement sur la place; car il l'approuvait là bien plus qu'en quelque autre lieu que ce fût, et disait que le mal rarement se fait en public... Car, enfin, ces jeunes gens, disait-il, doivent se voir et se connaître avant de s'épouser; et où se pourraient-ils jamais rencontrer plus convenablement que là, sous les yeux de leurs parents et du public, souverain juge en fait de convenance et d'honnêteté? » (P.-L. Courier.)

« Dans les figures variées qu'elle décrit, la danse, dit Michel Lévy (157), tantôt combine ensemble les phénomènes de la marche et du saut, tantôt agite d'un mouvement accéléré et rhythmique toutes les parties du corps... Elle force les danseurs à tenir la tête droite et les épaules effacées, et à agrandir ainsi leur thorax; ils répètent avec vivacité les extensions et les flexions; ils se trouvent à tout instant détachés du sol et flottant dans l'air par le redressement subit des articulations; le choc qu'ils ressentent à chaque retombée se répercute dans leurs organes. La circulation et la respiration se précipitent, la chaleur s'accroît, la sueur coule, toute l'économie éprouve une utile et agréable excitation. »

Ne pourrait-on pas voir une autre cause à cette généralisation de la danse chez tous les peuples, à tous les âges de l'histoire? Ne répond-elle pas à un besoin de locomotion, je dirais : *tumultueuse*, qu'elle seule peut satisfaire? Nous devons à M. Alex. Bain (138) cette remarque que la première dépense de force musculaire dans un corps en bon état, bien reposé, bien nourri, est très agréable; et que, si la vivacité du plaisir s'émousse par l'exercice, dans les diverses conditions où s'exercent les professions, la jouissance instinctive persiste aussi dans d'autres conditions. L'accroissement de l'activité fonctionnelle est une source de plaisir; ce plaisir se manifeste aussi bien à la suite de la contraction musculaire, qui, après un repos prolongé, réclamait l'exercice, que lorsqu'un bon repas a satisfait le besoin d'activité de l'estomac caractérisé par la faim. A plus forte raison, cette satisfaction sera-t-elle agréable, si l'activité musculaire s'opère dans des conditions où d'autres sensations seront *flattées*, si je puis dire, comme il arrive dans le milieu où s'exécute la danse. Ce besoin d'activité, l'enfant le satisfait par le saut, la course; l'homme, par la danse, l'équitation, l'escrime, la chasse.....

Je ne réclamerais pas autant pour la femme les exercices violents, auxquels sa toilette habituelle met obstacle, d'ailleurs, d'une manière absolue. Il y aurait beaucoup à dire sur la toilette dans ses rapports avec l'attitude ; je ne m'y hasarderai pas ; mais j'ai signalé, il y a déjà longtemps, les inconvénients des *hauts talons*, dont l'usage, en dépit des hygiénistes, s'est de plus en plus généralisé. Les talons élevés du soulier-régence, c'est ainsi, je crois qu'on l'appelle sont une invention détestable, alors même qu'une plaque métallique en prévient l'usure inégale. J'ai, plusieurs fois, expliqué quels efforts il fallait faire pour conserver l'équilibre dans cette position du pied; et combien la plupart des femmes ont de motifs d'abandonner une telle chaussure, particulièrement pendant la grossesse et les premiers mois qui la suivent.

Quand le pied repose à plat sur le sol, la jambe s'élève perpendiculairement ; la cuisse suit la même ligne. Le tronc se porte en masse un peu en arrière. Mais si le talon s'élève, la jambe n'a plus la même rectitude; elle est oblique; et le genou se portant en avant, il faut que la cuisse se reporte en arrière, pour ramener le tronc dans la verticalité. Si l'axe du tronc continuait cette direction de la cuisse, oblique, en arrière, on tomberait sur le dos, parce que le centre de gravité du tronc serait placé en arrière de la verticale passant par la base représentée par les deux pieds. Pour prévenir la chute, il faut qu'un effort ramène le bassin en avant. Cet effort s'opère, en partie, par l'action des muscles du ventre, considérablement affaiblis après l'accouchement; et cela explique la grande gêne qu'éprouvent les femmes dans cette région, gêne qui devient souvent une douleur véritable.

Ce n'est pas tout. Le tronc ne peut pas suivre le bassin dans l'effort qui le ramène en avant; car le centre de gravité du corps tomberait alors dans cette direction, comme, tout à l'heure, il tombait en arrière. Il faut donc encore le redresser. On voit que le système entier représente une ligne en zigzag dont les angles sont ouverts : en arrière, au genou; en avant, à la rencontre de la cuisse et du bassin; enfin, en arrière encore, au niveau des reins, où la cambrure s'exagère jusqu'à déterminer l'*ensellure*. Il est vrai que les femmes se prévalent du genre d'appas qui en résulte et qu'elles suppléent par mille artifices.

La marche renouvelle à chaque pas cet effort d'équilibre et ne peut s'exécuter, pour la plupart des femmes, qu'au prix d'une torture incessante, encore aggravée par ce fait que beaucoup de celles qui usent inégalement leurs talons de bottines, utilisent encore leur chaussure dans cet état.

M. Onimus, reprenant le sujet étudié déjà en 1781 par Petrus Camper (160), a signalé des maladies réelles résultant de l'usage des hauts talons, maladies qui ne restent même pas toujours localisées dans le pied ou la jambe.

Pour ce qui est du pied, M. Onimus a reconnu que la chaussure dont il s'agit est encore plus insupportable dans l'attitude assise que dans la station debout et dans la marche. L'abaissement exagéré du pied, dans l'attitude imposée par le soulier, a, en effet, plusieurs inconvénients. D'abord, il écarte d'une manière excessive le pied de la jambe et distend douloureusement l'articulation du cou-de-pied; de plus, il relève trop les orteils et entraîne, par suite, une contraction incessante des muscles qui les fléchissent; enfin, au lieu de faire supporter le poids du corps par le talon, il le fait supporter par la base des orteils. Nous perdons ainsi le bénéfice de notre talon humain. Ajoutons que ces souliers doivent être *trop* étroits, sous peine de perdre le bénéfice de la chaussure dont le but est de faire paraître le pied petit. Qui donc s'y trompe?

Ces inconvénients se sont traduits, dans les observations de M. Onimus, par une déformation rappelant celle des malades atteints d'atrophie des muscles plantaires, par une douleur permanente de l'avant-pied, telle que la plus légère pression exercée par le doigt sur cette région faisait pousser les hauts cris, et qui lui paraît l'indice d'une inflammation articulaire; enfin par des douleurs musculaires qui, du pied, s'étendaient à la jambe et au delà.

Ce n'est pas impunément que se maintiennent les courbures successives, dont j'ai parlé, dans le genou et ailleurs. La conséquence facile à prévoir, et que M. Onimus a le premier signalée, est le développement de crampes et d'une sensation de constriction dans le mollet et la cuisse. La cause de ces douleurs est souvent demeurée méconnue ; mais des jeunes femmes ont pu être ainsi contraintes à s'aliter plusieurs jours et beaucoup de malaises, de vapeurs, de symptômes nerveux divers n'auraient pas d'autre origine.

La maladie ne se guérit pas toujours par la soustraction de la cause. Dans les premiers temps, la marche est même difficile avec des souliers ordinaires ou pieds nus ; la déformation des pieds persiste ; et c'est progressivement qu'il faut diminuer la hauteur du talon. Les contractures musculaires et la semi-paralysie qui s'en suivent réclament souvent l'emploi prolongé d'autres moyens.

Il ne faudrait rien exagérer. Les femmes diront peut-être que la danse n'est pas pénible avec cette chaussure, que, même, elle les soulage de la torture qu'elles éprouvent assises, ce qui s'explique en ce que l'on danse sur le bout du pied ; et c'est peut-être aussi l'une des raïsons qui les font rechercher la danse dans un salon, alors que nous l'attribuons, nous autres physiologistes, au besoin de locomotion. En tout cas le malaise est manifeste dans une foule de circonstances ; et chez les femmes nerveuses, il peut avoir de sérieuses conséquences.

Ce n'est guère à ce besoin de locomotion tumultueuse que répondent les *bals d'enfants* où l'on mène M. et Melle Bébé, guindés, frisés, et empanachés. Quelle sotte coutume ! Je n'ai guère applaudi, pour ma part, à toutes les mièvreries qui agrémentent de nos jours le culte du Bébé, dont font partie ces fêtes. On le fait danser d'une manière ridicule pour avoir une occasion de le parer en le déshabillant. Je ne sais trop si Bébé ne s'arrangerait pas mieux, lui aussi, de ma gymnastique champêtre. Bébé n'a pas les allures d'une idole, lui, si plaisant à voir dans sa spontanéité et sa grâce natives, ses gestes francs, et ses *pataquès!* On nous a gâté ses traits d'esprit en l'induisant à la recherche. Somme toute, on en a fait Toto, qui avec ses baisements de mains, ses fanfaronnades, ses parfums, et ses cheveux plats, a si bien l'air d'un imbécile!

Mais la gymnastique champêtre m'a entraîné un peu loin; il est temps que j'en arrive à l'autre. Aussi bien, il ne me reste autrement rien à dire de l'hygiène des attitudes à l'âge mûr; et quant au vieillard qui affermit la sienne au moyen du bâton, élargissant sa base de sustentation en avant, du côté où l'entraîne son centre de gravité, à l'appel de la pesanteur et de la terre qui le réclame, il n'y a pas d'autre conseil à lui donner que d'user sans fausse honte de ce troisième pied du Sphinx.

III. *De la gymnastique.* — « L'attitude, a dit Proust, est le premier élément de la gymnastique » (159). Envisagée d'une manière générale, c'est elle qui répond le mieux à notre formule: *elle varie l'attitude, en abrégeant la durée de l'effort dans une attitude donnée.* — En fait, on peut souvent lui reprocher de *répartir les efforts d'une manière anormale;* mais ce reproche s'adresse plutôt à la gymnastique d'autrefois.

Aujourd'hui, de grands progrès ont été réalisés dans l'enseignement, comme dans la pratique de la gymnastique qui est, à proprement parler, l'*éducation de l'attitude*, et dont le but complexe est aussi bien de dépenser la force en excès, que d'utiliser celle dont on dispose. En développant l'adresse elle représente une médication d'épargne; en régularisant la respiration, et en assurant l'hématose, elle est essentiellement réparatrice.

En général, nous respirons d'une manière insuffisante. Chez le penseur, le travail intellectuel semble absorber l'innervation, aux dépens de tous les appareils, même de l'appareil respiratoire, dont l'indépendance est cependant si bien garantie par la situation du centre de motricité qui la gouverne. Des trois temps dont se compose l'acte respiratoire, suivant la remarque du docteur Roth : l'inspiration, la rétention de l'air, l'expiration, le premier seul paraît réduit; mais son défaut d'amplitude entraîne la réduction des deux autres. Dans les professions manuelles, c'est aussi au détriment de l'inspiration que se produit l'effort nécessité par le travail; et la rétention est ici prolongée au delà de la mesure utile.

L'objet de la gymnastique respiratoire doit être d'accroître l'amplitude des mouvements inspiratoires et expiratoires, de prolonger dans la mesure suffisante le temps intermédiaire. C'est sur ces bases qu'il faut l'établir; et les mouvements des bras, au moyen desquels on y parvient, ont le double effet de favoriser l'hématose et d'assouplir les muscles de ces membres, en même temps que, chez les jeunes filles, par exemple, ils régularisent les formes de la poitrine et font saillir les seins. Il est inutile d'insister sur le précepte de n'exécuter ces exercices gymnastiques qu'après s'être vêtue de vêtements suffisamment amples et le corset doit être laissé de côté pendant qu'ils s'exécutent.

Mais les mouvements gymnastiques, quels qu'ils soient, sont l'occasion d'une dépense de force dont il faut tenir compte. Il y a là une indication de la gymnastique dans les professions où cette dépense est insuffisante. « Donnez au boucher vingt fois plus d'activité, dit M. Paz (161)... il n'est pas douteux qu'il acquerra, dans des proportions colossales, des formes et une santé normales. » Mais il y a là aussi une contre-indication de la gymnastique violente pour les organisations chétives; c'est pour ne pas s'être entendus sur ce point que beaucoup d'auteurs se sont trouvés en désaccord au sujet de la valeur hygiénique et thérapeutique de ces exercices.

Il est une autre remarque qui se rapporte au même point. M. Dally (152) a justement réclamé pour les jeunes gens que l'on exerce aux exercices gymnastiques violents, comme ceux de l'école militaire de Joinville-le-Pont, un supplément de ration, et il serait téméraire de les prescrire, même dans une mesure restreinte, aux sujets chez lesquels la réparation n'est pas assurée, soit parce que l'apport alimentaire est insuffisant, soit parce que l'élaboration en est entravée par le fait de maladies des organes digestifs ou d'un vice quelconque de la nutrition.

La gymnastique enseigne la manière d'utiliser les forces musculaires dont on dispose. « Les mouvements gymnastiques, dit M. Proust (159), diffèrent des mouvements habituels en ce qu'ils sont pratiqués selon certaines règles, déduites de la physiologie et de l'expérience. Ainsi, dans l'habitude de la vie, nous nous servons de préférence, pour exécuter certains mouvements, de certains muscles et de certaines jointures, au lieu de répartir le mouvemen sur toutes les parties qui sont aptes à y contribuer. De là de très fréquentes roideurs articulaires sur certains points, associées à des excès de mouvements sur d'autres. Si l'on commande à dix personnes, prises au hasard, de se baisser pour toucher le sol avec la main, on remarquera que ces personnes emploient des procédés fort divers pour arriver au but. Que si, au contraire, ce mouvement devient un exercice artificiel, il devra être accompli d'une façon uniforme par les dix personnes et de telle sorte que tous les fléchisseurs du tronc et toutes les articulations vertébrales soient proportionnellement mis en jeu, en même temps que les extenseurs du membre inférieur fournissent au tronc un solide point d'appui. Il est donc convenu que les mouvements gymnastiques sont des mouvements physiologiques, c'est-à-dire qu'ils doivent être exécutés par les muscles les plus propres, dans l'état normal, à les exécuter. Or, le plus simple de tous les mouvements est la station debout. Eh bien, dans l'état actuel de l'éducation musculaire, bien peu de personnes mettent en jeu, pour se tenir debout, les muscles et les jointures affectés à une attitude normale. Tantôt le dos est voûté et la tête trop renversée en arrière ; tantôt l'un des pieds repose sur son bord interne, tantôt les genoux sont légèrement fléchis, etc. Nous ne nous tenons pas bien *naturellement ;* la gymnastique enseigne et apprend à conserver une attitude normale, celle qui, avec la moindre somme de fatigue, laisse aux viscères la plus grande liberté et conserve la régularité des formes. »

Cela est vrai, bien pensé et bien dit; mais il faut nous garder d'une illusion. Il a déjà été dit plus haut, au sujet de l'écriture, que la forme graphique avait quelque chose de machinal, de fatal. Nous n'avons pas l'écriture qu'il nous plairait d'avoir. Eh! bien, il en est de même de l'attitude. Nous avons et nous gardons l'attitude de notre caractère; et cette considération nous excuse d'avoir jugé nécessaire de rechercher aussi la part de l'expression dans l'attitude, ce que nous devons faire dans notre troisième partie.

Les « mouvements libres », qui sont aujourd'hui le but de l'enseignement de la gymnastique, ne sont à proprement parler que des variétés d'attitude; ils sont représentés à l'état le plus complexe par la marche, la course, le saut, la danse. Une bonne condition de leur efficacité consiste à les combiner avec un jeu méthodique de la respiration. D'où le précepte de conserver pendant un temps variable les attitudes initiales et terminales d'un exercice artificiel. « Par exemple, dit M. Proust, (159) si l'on veut partir de la station debout, les talons réunis, les épaules en dehors, le dos (et non les lombes) en extension, la paume des mains en supination, le menton serré au cou, c'est-à-dire la colonne cervicale étendue (*position initiale*) et exécuter lentement une élévation des mains au-dessus de la tête, les bras bien tendus, la poitrine légèrement penchée en avant, on fait conserver cette position *terminale* pendant vingt ou trente secondes, on commande une profonde inspiration par le nez et une expiration par la bouche; puis, les bras s'abaissant lentement, on revient à la position initiale. Cet exercice très simple, répété un certain nombre de fois, en tendant les membres, c'est-à-dire en allongeant les muscles qui n'exécutent pas le mouvement, à l'aide de ceux qui se contractent, produit, par sa répétition, des effets importants. »

Les hygiénistes ne sont pas d'accord sur la valeur relative du rhythme lent (gymnastique viennoise) et du rhythme saccadé (gymnastique suédoise). Nous croyons que le premier est le plus hygiénique en ce sens qu'il peut mieux se combiner avec la gymnastique respiratoire ; mais le second nous paraît mieux développer l'adresse en ce sens que les mouvements y sont précis et limités. L'escrime représente dans la pratique un exercice de la seconde catégorie, la natation se rapporte plutôt à la première.

M. Roth a fait au congrès de Paris (152) l'exposé de ce qu'il appelle la gymnastique scientifique, basée sur le système de Linz. On place, dans cette méthode, l'élève debout et on lui fait d'abord exécuter les mouvements les plus élémentaires de la tête, qui consistent à la tourner et à la fléchir. Pendant ces mouvements de torsion et de flexion, le corps doit rester tout à fait immobile, la poitrine bien droite et bien élevée; l'élève, pendant ces exercices, doit s'efforcer surtout de bien roidir le corps.

Après avoir fait exécuter ces deux mouvements, on peut, plus tard, les combiner.

Après les mouvements de la tête viennent les mouvements des bras. Linz était d'avis de faire exécuter ces mouvements dans toutes les directions de l'espace : à droite, à gauche, en haut, en bas, en avant, en arrière. Après ces mouvements primordiaux viennent les mouvements intermédiaires, puis les mouvements de flexion, avec les mouvements intermédiaires ; ensuite, les mouvements d'extension. Dans toutes les armées, les mouvements d'extension s'exécutent avec la plus grande force possible et les doigts fermés. Linz, au contraire, recommande de faire cette extension sans brusquerie, sans effort, et les dix doigts allongés; c'est là une différence importante, car, dans le système de Linz, les nerfs fléchisseurs et extenseurs sont toujours en action, tandis que par l'autre méthode ils ne le sont pas.

Après ces mouvements simples, on fait les mouvements de rotation et circumduction.

Puis on exécute les mouvements de flexion et de torsion des parties lombaires.

Enfin, on fait exécuter les mouvements du pied, des orteils, de la cheville, qui consistent en flexion de haut en bas, torsion intérieure et extérieure, rotation, etc.

Une fois tous ces mouvements exécutés sur place, on fait exécuter la marche, le saut en hauteur, largeur, etc. Puis viennent les combinaisons de mouvements : avec les deux bras, par exemple, et en contractant ces mouvements, l'un des bras se tenant en haut, tandis que l'autre est en bas, etc. La combinaison des mouvements a le double avantage d'exercer utilement toutes les parties du corps et d'obliger l'enfant, l'élève, à appliquer son attention pour obéir au commandement que fait le maître; il ne peut pas, en effet, agir machinalement; car les mouvements ne sont pas prévus. C'est à proprement parler une *gymnastique de l'adaptation*.

Lorsque tous ces mouvements individuels ont été exécutés dans leur totalité, on fait agir deux personnes à la fois, puis trois, puis quatre. Ici, l'attention doit être encore plus présente; car si deux ou trois personnes ont à faire ensemble un mouvement de combinaison, elles sont obligées de réfléchir promptement à ce qu'elles doivent faire pour obéir au commandement (152).

Le lecteur trouvera dans les ouvrages récents de MM. Paz (161) et Le Blond (156) la description figurée de tous ces mouvements qui sont faciles à imaginer d'après ce qui précède.

En développant l'adresse, la gymnastique développe aussi la force ; mais il est une autre catégorie d'exercices qui ont plus particulièrement en vue le développement de la force et qui constituent ce que l'on pourrait appeler la *gymnastique de résistance*. Dans ceux-ci, le mouvement prescrit est entravé tantôt par un poids, tantôt par un mouvement contraire, représentant une résistance qu'il faut surmonter.

Dans une première catégorie d'exercices, cette résistance est représentée par les *haltères* et les *mils*, les *barres à sphères*, les *armes de jet*, les *jeux de boules*, etc. ; on peut en rapprocher ceux où elle l'est par le corps lui-même, comme dans la gymnastique acrobatique : *saut* avec ou sans perche, *ascension* aux *échelles*, à la *corde à nœuds*, *trapèze*, *barre de suspension*, *perches*, *poutres*, *barres parallèles*, *planches à rainures*, *chevaux de bois*, où l'on propose à l'élève toutes sortes de difficultés à vaincre.

Dans une seconde catégorie d'exercices l'effort est contrarié par un effort antagoniste. C'est le cas de la *lutte* dont les gymnastes ont varié d'une manière très intelligente les difficultés et les péripéties, et dont la *boxe*, le *pugilat*, la *savate* et même le *bâton* et l'*escrime* représentent des types perfectionnés.

Quoiqu'on en ait dit, la gymnastique a ses indications dans toutes les classes de la société. Il serait assurément absurde de l'imposer à tous les âges et à toutes les constitutions ; et, dans les régiments même, beaucoup de soldats devraient en être exemptés. Le nivellement obligatoire dont nos gouvernants nous menacent, dans toutes les manifestations de l'activité humaine, ne tendrait à rien moins qu'à faire disparaître des corporations d'élite, militaires ou civiles, qui ont rendu de grands services et que l'armée même et la marine ont intérêt à conserver, malgré la bigarrure d'aptitudes qu'elle consacre dans les régiments et dans la flotte, où, quoiqu'on fasse. les spécialités auront toujours leur raison d'être. De même aussi, dans les conditions diverses de la vie sociale, des individualités puissamment organisées sur ce type trouveraient assurément leur emploi, en même temps que, par la sélection héréditaire, elles contribueraient beaucoup mieux que notre système égalitaire actuel à relever le niveau physique de la nation.

Quant à la boxe, la savate et toutes les formes du pugilat, elles s'imposent à notre éducation ; les sociétés se constituent sur un type nouveau ; dans les nations futures le *self defence* pourrait bien être un corollaire du *self government ;* et le *bâton* serait déjà, de nos jours, à Paris même, beaucoup plus utile que l'*escrime.* Il faut songer sérieusement à doter nos enfants de ce genre d'avantages, puisqu'il est vrai que, dans le *struggle for life*, on trouve juste que la force opprime le droit, et que toutes nos doctrines scientifiques contemporaines ne sont que la consécration, en langage emphatique, de notre vieux et brutal dicton : « Au plus fort la poigne ! »

TROISIÈME PARTIE

L'EXPRESSION.

Et omnis homo simili
sui sociabitur.
(ECCLI., XIII, 20.)

L'expression est la manifestation d'une disposition physiologique spontanée, provoquée ou latente.

Elle peut être *muette*, en apparence. Elle reflète alors l'aptitude du sujet à réagir dans tel ou tel sens, sous l'influence des impressions qu'il est exposé à subir.

Elle est, en réalité, toujours mouvementée et essentiellement active, et représente : soit une adaptation de tout ou partie du corps en vue d'un acte à accomplir ; soit le degré de satisfaction ou de déplaisir qui résulte de son accomplissement ou de son impossibilité, ou simplement de la seule perception de l'impression subie.

Elle se coordonne sous l'influence d'impulsions instinctives ou réfléchies ; des besoins et des passions.

Elle se traduit par deux ordres de moyens : les uns naturels, comme le cri, certains gestes, certaines attitudes, certains jeux de physionomie ; les autres conventionnels, comme sont la mimique, la parole, l'écriture. Parmi ces derniers, la parole et chacun des éléments du langage peuvent seuls sembler naturels, parce que les formes adoptées pour ce mode d'expression sont passées en habitude.

Elle n'est nulle part plus complexe que dans l'attitude qui la résume en quelque sorte et permet, mieux qu'aucun autre mode expressif, d'en interpréter les nuances les plus délicates. C'est l'opinion d'un homme auquel on ne peut refuser une certaine expérience à cet égard. « Je crois par système, dit M. Claude dans ses *Mémoires* publiés récemment, que le visage, en raison de sa mobilité, est un masque trompeur; je prétends qu'il n'exprime que le contraire du caractère et de la pensée du personnage. Il n'y a, selon moi, que la structure du corps humain qui ne peut égarer le physiologiste » (37). Ce que M. Claude entend par *structure du corps*, c'est évidemment l'attitude.

Nous avons vu l'attitude se coordonner soit en vue de l'équilibre, soit en vue du travail à accomplir. Toutes ces attitudes sont expressives, car on ne saurait s'imaginer le corps sans expression, quand il est adapté pour l'action ou même pour l'équilibration; tous les éléments qui concourent à déterminer l'attitude sont des facteurs de l'expression, dont, en définitive, l'attitude représente une synthèse.

Parmi ces éléments, c'est la faculté d'adaptation qui joue le rôle prépondérant. Nous n'avons pas, comme les Romains, de ces attitudes que j'appellerais *rituelles*, ou, du moins, le nombre des attitudes de convention va en diminuant; il suffit d'un coup d'œil sur le Salon de cette année 1881, pour voir que notre société devient réaliste presque malgré elle; chacun de nous se fait sa « civilité puérile et honnête »; et nous n'acceptons pas les règles que de temps en temps on essaie encore de nous imposer. Les patriciens de Rome s'attachaient à se distinguer de l'esclave, de l'athlète, de l'histrion. Sénèque (167), Juvénal (162) reconnaissent, à son attitude le libertin « qui se gratte la tête avec un seul doigt » ; Suétone (163) reproche à Tibère la mollesse de ses mouvements. Il fallait garder un juste milieu entre la démarche solennelle « des ministres portant les réchauds sacrés » (166) et « la démarche précipitée de l'esclave » (164). « La démarche de l'homme libre, sans être trop lente, sera grave et mesurée, disait Cicéron (165), son visage calme et digne et empreint de cette beauté qui convient à l'homme, non de cette grâce qui sied à la femme. » On trouve des indications de ce genre dans beaucoup d'auteurs : Sénèque (167), Saint Basile (168), Clément d'Alexandrie (169), Pline (170), et particulièrement Cicéron (165). « L'homme réellement libre, c'est-à-dire le sénateur, le chevalier, ou le riche affranchi, véritable aristocrate, se faisait reconnaître, dit M. de Champagny (171), par le désœuvrement manuel et par la dignité extérieure; je puis ajouter par le bon ton et le savoir-vivre dont les aristocraties veulent aussi faire un de leurs privilèges. La politesse, il est vrai, n'existait qu'entre égaux et entre amis ; vis-à-vis des clients, des propriétaires, on se mettait à l'aise ; avec l'homme dont on s'était fait l'ennemi, on avait rompu ; rien ne restait à ménager. Mais entre gens de même espèce, la politesse plus brève, plus ouverte, plus virile que la nôtre, n'en avait pas moins, comme la nôtre, ses formes convenues, ses nuances, ses circonlocutions, ses insinuations, ses reproches courtois, ses détours... »

Nous ne saurions regretter ce *pédantisme* de l'attitude, bien que ces délicatesses, dont le goût se perd, aient aussi leur bon côté. Mais, naturelle ou guindée, l'attitude n'en traduirait pas moins les mouvements habituels ou passagers de l'âme et surtout le mode suivant lequel le système nerveux et les muscles réalisent l'adaptation pour l'équilibre ou pour l'effort. « L'expression, dit Dally (49 *e*), est une propriété des êtres vivants très voisine du mouvement et qui, sous sa forme la plus simple, se confond même avec le mouvement. » Ce mouvement, particularisé dans les membres supérieurs, constitue *le geste*, qui est tout le langage de l'enfant, du sourd-muet, et qui, après avoir été, suivant quelques-uns, le langage rudimentaire de l'homme primitif, est devenu l'un des raffinements du langage actuel, dans lequel il n'occupe, toutefois, qu'une place accessoire, quand il n'est pas réduit à une valeur de convention, comme il arrive chez l'orateur, le déclamateur, le comédien. Localisés dans la face, les mouvements d'expression contribuent à la *physionomie* et font partie de la *prosopose ;* certains phénomènes circulatoires s'y joignent encore, dans cette région, pour accuser d'une manière plus précise les mouvements de l'âme ; enfin, c'est de cette région du corps qu'émane, pour ainsi dire, la *parole* illuminée par le *regard*, et la physionomie emprunte à tous ces éléments son effet d'ensemble. A l'appareil respiratoire sont confiés aussi certains mouvements d'expression, tels que le *soupir*, le *sanglot*, le *rire*, etc., et les modifications de la voix et de la parole, telles que le *chant*, le *cri*, etc.

Tous ces mouvements retentissent sur l'attitude, qui est l'expression du corps, dans lequel se sont établies toutes les compensations exigées pour l'équilibre, en même temps que se produisaient les déplacements et les mouvements combinés pour l'expression.

Il semble difficile de séparer ces éléments de l'expression. Nous l'essaierons pourtant et nous étudierons successivement :

1° L'expression des attitudes d'équilibre ;

2° Les attitudes *maladives* dans lesquelles un désordre mécanique ou physiologique trouble cette expression ;

3° Les attitudes *passionnelles* ou *émotives ;*

4° Les attitudes *typiques* ou *physiognomoniques*.

CHAPITRE PREMIER

EXPRESSION DES ATTITUDES D'ÉQUILIBRE

Nous avons dit que la faculté d'adaptation jouait ici le rôle prépondérant. C'est, en effet, le principe de l'expression dans l'attitude.

1. Une première catégorie comprend les attitudes *atones*, c'est-à-dire celles dans lesquelles la faculté d'expression semble manquer d'énergie. C'est le type de l'*homme concave* de Le Pelletier de la Sarthe (172), reproduisant l'expression des passions *concentriques* de Delestre (12 *a*). Par le fait, ces dénominations sont vicieuses, en ce sens que la convergence des mouvements est plutôt *abandonnée*, *avachie* dans l'état de repos et ne se coordonne suivant le mode convergent que par suite du défaut d'énergie de l'adaptation.

C'est l'attitude des vieillards, des malades, des valétudinaires, des frileux et en général de toute la catégorie des souffreteux. C'est aussi celle des faibles d'esprit ; toutefois, elle n'exclut pas un certain degré d'énergie morale, et le regard du saint Antoine de Zurbaran contraste singulièrement à cet égard avec son attitude. Elle présente ainsi des variétés nombreuses, soit qu'elle résulte d'une faiblesse organique, de l'usure sénile, ou d'une décrépitude anticipée ; soit qu'elle reconnaisse pour cause la faiblesse morale ou l'humilité, réelle ou feinte.

Dans le premier cas, elle n'a de signification physiognomonique que chez les jeunes sujets, où rien ne la justifie, si ce n'est la faiblesse moral et la condescendance pour de funestes penchants.

Quand elle reconnaît pour cause une faiblesse morale réelle, elle indique aussi bien l'ineptie que la simplicité d'esprit, la timidité, le défaut d'initiative, la docilité, ou encore l'apathie, la paresse, l'indifférence.

Mais elle peut servir de masque à l'hypocrisie. Elle contraste alors avec l'intention, qui se révèle à un œil exercé par le regard interrogateur, défiant ou faux, la parole énergique, le regard assuré, et des échappées du caractère véritable de l'hypocrite, toujours envieux, rusé, méchant, hautain et insolent avec les petits, mais servile et obséquieux avec les grands.

II. L'attitude ferme et normalement pondérée de « l'homme droit » (Le Pelletier de la Sarthe) contraste avec la précédente. Elle est l'indice d'une harmonie parfaite entre le cerveau et le reste de l'appareil nerveux, d'une puissance musculaire suffisante, d'une âme maîtresse de ses déterminations, comme des manifestations qui les traduisent, d'un esprit judicieux, d'un caractère décidé, sans forfanterie, comme sans bassesse; c'est l'attitude de l'homme sincère, loyal, résolu, constant, confiant en lui-même.

Raphaël est, de tous les peintres, celui qui a le mieux rendu ce genre d'attitudes. Quoiqu'on ne puisse le citer comme un modèle, au point de vue physiologique, c'est lui qui a le mieux compris cette synthèse de l'expression; et ses procédés échappent à l'analyse. En général, les peintres ont exagéré le mouvement, dans la combinaison de leurs attitudes; et ce défaut est d'autant plus choquant, chez un grand nombre, que le drame qui se joue sur une toile n'a pas de préparation. Au contraire du comédien, « le peintre, dit M. Charles Blanc (173), n'a devant lui qu'un spectateur de sang-froid et ne saurait lui faire accepter rien d'outré ni de factice ». Raphaël n'a pas évité ce défaut; mais il est moins apparent chez lui, parce que ses personnages sont conçus et dessinés d'un seul jet et que leur attitude est toujours harmonique. Là est le secret de son prestige. Les attitudes sont, en effet, soumises à cette loi supérieure d'harmonie qui régit l'innervation dans tous les détails de son fonctionnement et qui veut qu'un mouvement ne soit jamais absolument isolé. Quand nous étendons les membres inférieurs, nous éprouvons, en même temps, une tendance à étendre les bras, le tronc, la tête et à mouvoir même les muscles du visage. Nous avons rappelé à ce sujet les expériences de M. Charcot à la Salpêtrière. Les hypnotisées auxquelles on fait faire un geste prennent l'expression du visage en rapport avec ce geste.

Le bâillement entraîne des pandiculations. Quand le regard se fixe sur un objet, tout le corps s'arrête spontanément, les traits sont tendus, la bouche s'ouvre. L'acte d'écouter produit des mouvements analogues. La parole s'accompagne du geste. La marche présente un certain nombre de ces mouvements solidaires. L'attitude est, de même, toujours harmonique, même dans ses types les plus incohérents ; et c'est pour cela qu'elle traduit si facilement les mouvements de l'âme et les particularités du caractère.

Toute l'œuvre de Raphaël, ce charmeur, est empreinte de cette conception intuitive du dynamisme physiologique inséparable de l'attitude. C'est chez lui qu'il faut chercher l'expression de la véritable noblesse, et nous la trouvons au plus haut degré, chez l'une de ses Vierges-mères, la « Madone de Saint-Sixte ». Les femmes se prêtent peu à des études de ce genre. Celle-ci fait exception. Ici la vie surabonde et s'extériorise, pour ainsi dire ; l'expression est celle d'une âme sûre d'elle-même ; aucune déesse de l'antiquité n'a cette démarche à la fois expansive et contenue, ferme en un mot.

Plus sobre que Raphaël, le Poussin peut être considéré comme le peintre classique de l'attitude. Autant l'école italienne est emphatique, autant l'école française est contenue. Lesueur est l'un des meilleurs modèles sous ce rapport. Si les qualités que nous mettons ici en relief étaient les premières en peinture, aucun maître ne serait supérieur à ceux-là ; mais il n'y a qu'un pas des attitudes monastiques de Lesueur aux attitudes bourgeoises d'Horace Vernet, pour ne citer que les sujets nobles. Ce n'est pas que nous nous soyons toujours gardés de l'emphase. Le Brun et David sont emphatiques au premier chef.

Ce qui caractérise, avant tout, l'école française, au point de vue où nous nous plaçons, c'est le soin qu'elle a pris de l'expression. Elle est, avant tout, spiritualiste; elle traduit la pensée, l'intention. Raphaël prend l'attitude telle quelle, le Poussin la compose, y met une idée ; le premier saisit mieux l'attitude émotive, passionnelle ; le second exprime mieux l'attitude typique, l'attitude de caractère. Chez Raphaël, la synthèse laisse ignorer l'analyse; chez le Poussin l'analyse s'affirme dans la synthèse; le peintre d'Urbin a l'intuition de l'attitude expressive; le peintre français semble l'avoir combinée pièce à pièce ; mais il y a peut-être autant de jouissance à épeler le Poussin qu'à lire Raphaël. Le contraste entre ces deux grands maîtres peut être facilement saisi dans les sujets qu'ils ont traités en commun, tels que : le *Sacrement de l'Ordre ;* le *Jugement de Salomon*, etc., et l'on ne sait trop ce que l'on doit préférer de la peinture enthousiaste de l'un ou de la peinture savante de l'autre. On cite comme un modèle d'attitudes expressives les femmes du tableau d'*Eliézer et Rébecca* du Poussin, et la manière dont Antoine Coypel a traité le même sujet montre que l'étude ne suffit pas à un peintre et que, tout en sachant fort bien calculer l'expression, l'on peut s'entendre fort mal à la rendre. Le Poussin n'a peut-être pas toujours pris assez de soin de dissimuler le travail d'analyse qu'il se croyait tenu de faire. M. Charles Blanc lui reproche sa pantomime de sourds-muets, affirmée de telle sorte qu'elle paraît souvent forcée. Cependant on ne saurait lui tenir rigueur d'une exactitude aussi minutieuse; car lui aussi savait fondre tous les détails que lui révélait son grand talent d'observation, dans l'unité synthétique, absente de beaucoup d'autres ouvrages et que nul n'a sauvegardée comme lui. Les types d'apôtre du *Sacrement de l'Ordre* sont des modèles de ce genre d'attitude *fermes*, dont nous parlons; c'est-à-dire de celles où la vigueur de l'adaptation n'exclut pas la vigueur de la pensée. Tous ces tableaux des *Sacrements* pourraient être signalés au même titre.

Cette sobriété des mouvements qui fait défaut chez les peintres, s'impose aux statuaires. Cependant toutes les œuvres de l'antiquité démontrent qu'elle n'exclue ni la vigueur, ni la grâce. Les attitudes des chefs-d'œuvre antiques sont merveilleusement harmonisées. « L'antiquité (grecque), dit M. Charles Blanc (173), n'ayant sacrifié ni l'esprit à la matière, ni le corps à l'âme, avait placé l'expression dans l'image entière de l'homme... Hostile aux nudités, le christianisme a concentré l'expression dans les traits du visage. »

On démontre, en anatomie, que les proportions des plus belles de ces statues sont souvent anormales et véritablement monstrueuses. Si cependant loin de choquer, elles plaisent, ne faut-il pas l'attribuer surtout à l'entente qu'avaient les anciens sculpteurs de l'harmonie de l'attitude?

De nos jours, il n'en est pas de même et l'on pardonne difficilement à ceux de nos statuaires qui, s'attachant plutôt au mouvement qu'à la forme, tiennent cependant si peu de compte des synergies et des antagonismes. L'attitude est un ensemble, on ne saurait trop le répéter. « Comparez, dit M. Trélat, le corps d'un homme qui, du bras, indique un point du ciel ou de l'horizon, avec cet autre dont le bras se lève énergique et menaçant; et dites si, abstraction faite du bras, dont la position est la même, le corps tout entier se présente dans le même état, si l'adaptation est semblable dans les deux cas. Il faut donc tenir compte de ces synergies, de ces actions générales, qui impriment à la totalité de l'être un caractère passager, mais singulièrement expressif. » Cependant que d'infractions à ce précepte! « A chaque pas, dans l'exposition des œuvres d'art, on est choqué, dit M. Dechambre, d'un défaut d'accord entre la pose d'une figure et le motif de la composition : un pied se lève et la figure ne marche pas; le bras lance un dard et le reste du corps paraît occupé à tout autre chose... De même, il serait insuffisant, dans chaque mouvement partiel de ne regarder qu'à la structure anatomique locale... On s'imagine trop qu'on aura bien rendu le mouvement actif du bras ou de la jambe, quand on aura creusé les sillons intermusculaires, rempli les muscles, soulevé les tendons, gonflé les veines. La part faite aux privilèges de l'art, il reste que la mise en jeu du mouvement varie avec le mouvement, avec sa direction, avec son intensité, que le même mouvement n'appelle pas toujours, à tous les degrés, l'action du même muscle ou du même nombre de muscles; et qu'il y a, enfin, des synergies locales comme des synergies générales. »

Toutes les statues antiques se font remarquer par cette préoccupation du sculpteur de rendre l'attitude expressive. Les traits du visage n'ajoutent en général que fort peu à l'expression, bien que les antiques soient demeurés sans rivaux pour l'expression noble ou gracieuse qu'ils ont su donner à la physionomie. Mais l'attitude a chez eux, une expression qui lui est propre. A ce propos, nous remarquons qu'ils ont évité avec un soin tout particulier ce que nous appelons la *position hanchée* de l'homme au repos. Dans leurs statues, la jambe relâchée est presque toujours laissée en arrière ; le corps au repos est presque toujours appuyé, et la pose qu'ils affectionnent est celle du moment le plus voisin de l'action, telle qu'elle est représentée chez l'Apollon du Belvéder, par exemple. Entre la position hanchée du repos, et l'attitude qui marque le début de l'action, il y a des degrés et des nuances, marqués dans l'antiquité par autant de chefs-d'œuvre : l'Antinoüs, l'Apollon du Belvéder, le Pollux, dont les attitudes sont partout considérées comme incontestablement belles.

D'autre part, les statues mouvementées des antiques sont restées sans rivales. Le groupe des fils de Niobé contient plusieurs types qui sont des modèles d'attitude ; et, dans un autre ordre d'idées, la Psyché du groupe du Musée capitolin : le *Baiser* est un type d'attitude *abandonnée* sans mollesse. C'est l'une des plus voluptueuses que l'on connaisse et, en dépit d'une certaine faiblesse d'exécution, l'expression en est vraie. Nous savons que les modernes ont cherché souvent cette expression sans la trouver.

Une difformité physique n'exclut pas la noblesse de l'attitude. Nous avons été frappé, au musée de Madrid, de l'expression dù Vulcain de Vélasquez dont l'attitude est d'une vérité rare et saisissante. En présence de l'Apollon rayonnant, ce boîteux accapare l'attention, et peu de figures sont aussi énergiques. Nous devons dire que ce caractère disparaît dans beaucoup de reproductions de ce tableau des *Forges de Vulcain*. Le Nain du même peintre n'est pas moins remarquable à ce point de vue. Dans l'original, il produit une impression qu'on ne peut rendre, quoiqu'il soit représenté dans l'attitude assise et les jambes allongées du côté du spectateur. L'école française actuelle semble plutôt rechercher la vulgarité dans l'expression des attitudes professionnelles. Je ne crois pas qu'elle soit dans le vrai. Malgré les grandes qualités de cette peinture réaliste, elle ne nous plaira pas toujours. Il faudra poétiser ce « pot-au-feu » ouvrier. « L'homme ne vit pas seulement de pain.... »

III. Deux conditions principales rendent l'attitude *discordante* : ou bien l'effort d'adaptation musculaire outrepasse les besoins de l'équilibre ; ou bien l'appareil musculaire obéit mal à l'impulsion qu'il reçoit des centres nerveux.

Les types des militaires prussiens de Chodowiecki, ont un caractère commun : l'emphase ; mais il n'est pas nécessaire d'aller en Prusse pour rencontrer ce type d'attitudes qui constitue le premier degré de l'attitude *cambrée* de « l'homme convexe » (172). On ne saurait nier qu'une telle attitude accuse la prépondérance de la matière sur l'esprit ; des prétentions en désaccord avec la médiocrité des ressources, comme le geste habituellement théâtral est en désaccord avec les banalités de l'idée, une confiance exagérée en soi-même, la vanité, l'orgueil, l'outrecuidance. Il semble que les forces musculaires inoccupées d'ailleurs, n'ont d'autre office que d'exagérer l'attitude ; que les préoccupations se résument dans l'ostentation. C'est l'attitude d'un fat, si elle est simplement expansive, d'un fanfaron, si elle provocante. Ce n'est pas pour regarder le ciel que l'homme redresse ainsi son attitude et relève son « front sublime » c'est pour se faire regarder des autres. Pédant ou glorieux, « l'on juge en le voyant, qu'il n'est occupé que de sa personne, qu'il sait que tout lui sied bien et que sa parure est assortie ; qu'il croit que tous les yeux sont ouverts sur lui et que les hommes se relaient pour le contempler. » (La Bruyère.)

Une telle attitude n'exclut pas la noblesse. La *Marie-Antoinette devant le tribunal révolutionnaire*, de Paul Delaroche, présente à un degré modéré ce genre d'attitude ; mais chez elle, l'attitude *cambrée* n'est pas déplaisante, parce qu'elle est intentionnelle et que le mélange de fierté et de dédain, dont elle est l'expression, est justifié par les circonstances et légitime dans le milieu où le peintre a placé cette reine déchue.

On peut reprocher un excès d'*emphase* à beaucoup d'attitudes de Raphaël, mais, comme tous les grands peintres et les grands sculpteurs, Raphaël savait, ainsi que nous l'avons dit, combiner les mouvements de ses figures dans un ensemble harmonique ; et, si l'attitude théâtrale de certains de ses personnages demeure encore si belle de calme, de noblesse, de force au repos, c'est qu'elle paraît coordonnée, en l'absence de tout effort d'adaptation violente. C'est une entente de l'harmonie qui manque aux imitateurs de Raphaël, parmi lesquels je me permettrai de citer M. Baudry, qui n'en est pas moins l'un de nos grands peintres contemporains.

Les mêmes qualités se retrouvent chez Rubens, dont les attitudes sont toujours plus ou moins emphatiques. Rubens, dit M. Paul Mantz (174) est « plus agîté que dramatique, plus décoratif qu'humain. Il exagère la beauté, dans le sens du mouvement et de la vie agissante.., le corps humain n'est souvent pour lui qu'un prétexte ornemental, un superbe motif d'arabesque. » Cependant on trouve toujours chez Rubens, le sentiment de l'unité ; ses attitudes correctes sont toutes d'une venue.

Au contraire, chez Greuze, les attitudes sont discordantes, en ce sens que le mouvement et le sentiment ne sont pas dans la proportion voulue. Il y a plus de noblesse dans les attitudes bourgeoises de Chardin que dans les scènes mélodramatiques, si populaires, de Greuze, qui, n'en est pas moins, au point de vue physiologique, un peintre correct d'attitudes mouvementées.

La combinaison véritablement harmonique de l'attitude exige, avant tout, l'intégrité des fonctions et des appareils d'équilibration, et, secondairement, le concours de plusieurs qualités morales, dépendant de l'attention, de la volonté, de la mémoire, du jugement, du sentiment. Mais, entre la précision de l'attitude d'un homme raisonnable, loyal, réservé, bien portant, et l'attitude incohérente du distrait ou de l'ataxique, il y a bien des nuances.

Dans l'ordre moral, l'attitude incohérente est le propre de l'homme distrait, indécis, inconséquent, oublieux, déloyal.

Le défaut d'attention peut être absolu ou relatif. Il est absolu chez le distrait proprement dit, qui se heurte à tous les obstacles, parce qu'il n'a jamais l'esprit présent ; et chez l'abstrait, qui ne les évite pas davantage parce qu'il est préoccupé d'autre chose que du milieu où il évolue. Il est relatif chez le monomane, qui subordonne la notion du milieu réel à des situations imaginaires qu'il y introduit.

L'indécision se révèle dans l'attitude du poltron, de l'inconstant, du brouillon, du tracassier, du fantasque. Une ténacité inopportune caractérise le maniaque, qui fait mal ce qu'il doit faire, parce qu'il veut le faire autrement que le commun des mortels et le fantasque qui agit avec un excès de vivacité et de brusquerie

Le désordre dans l'attitude, comme dans les habitudes et souvent dans les mœurs, est commun au paresseux, à l'imprévoyant, au prodigue, aussi bien qu'à l'oublieux, au versatile, à l'irrésolu.

L'homme déloyal, vicieux, méchant, peut avoir des allures cauteleuses, inquiètes, obliques et presque convulsives.

Le degré de précision et de souplesse dans les mouvements différencie encore l'homme sûr de lui-même, qui se reconnaît à sa démarche régulière et mesurée ; le pusillanime, qui marche à pas précipités ; le sot qui *piaffe*, le fat, qui se *dandine* ; le niais dont la démarche est lourde, massive, lente ; le timide, qui effleure discrètement le sol ; l'avare, qui dissimule sa personne et voudrait faire oublier sa présence.....

CHAPITRE II

ATTITUDES MALADIVES

Les vices de symétrie, dépendant d'une modification maladive des conditions de l'équilibre, engendrent des attitudes typiques distinctes des précédentes par la permanence du défaut d'harmonie. On se rappelle que l'équilibration est subordonnée à cette loi que la verticale de gravité tombe dans l'aire de la base de sustentation; et combien le mécanisme qui assure cet état, pour être simple dans son effet d'ensemble, est complexe dans son appareil, puisqu'il exige le jeu normal et la solidarité ou l'antagonisme défini de muscles et de leviers nombreux, ces derniers arc-boutés dans des conditions, en définitive, assez précaires. Il est évident, de prime abord, qu'un emboîtement vicieux de ces leviers, une inégalité dans la longueur des tiges représentées par les membres, une flexion anguleuse des pièces qui les constituent, déplaceront le centre de gravité du système, de la même manière que des déformations dans la colonne vertébrale ou qu'une surcharge du tronc en avant, en arrière ou sur les côtés.

Telles sont, en effet, les causes ordinaires des désordres *mécaniques* de l'attitude.

Dans l'hydrocéphalie, c'est une surcharge de la tige vertébrale à son extrémité supérieure qui paraît faire osciller le système : la masse cérébrale, refoulée à la périphérie ventriculaire, porte en avant le centre de gravité, et quand les muscles de la région postérieure n'ont pas acquis une puissance suffisante pour contre-balancer cette surcharge, quand surtout les jambes demeurent grêles, contournées, rachitiques, l'équilibration est précaire, la démarche chancelante et embarrassée ; l'attitude est caractéristique.

Dans l'asthme invétéré, c'est un effort anormal ou plutôt l'exagération d'un effort normal qui modifie l'attitude. La difficulté de respirer survenant périodiquement engendre le *physique asthmatique*. L'asthmatique est voûté ; et tandis que son torse est penché en avant, sa tête est plutôt renversée en arrière et comme enclavée entre les épaules hautes.

Quand les os sont déviés, les muscles prennent des positions nouvelles et, agissant dans des directions anormales, aggravent la déviation. C'est ce que Delpech a, le premier, signalé dans les déviations latérales de l'épine, où l'action musculaire augmente plus ou moins la différence de hauteur des épaules, la dépression d'un côté du tronc, le soulèvement du côté opposé, l'obliquité du bassin.....

L'atrophie musculaire produit un vice de symétrie qui souvent n'est compatible avec l'équilibration que si le malade parvient à déplacer à propos son centre de gravité, comme dans le cas signalé par Niemeyer et Griesinger, où une atrophie des muscles postérieurs du bassin rendait la marche impossible, si le malade n'avait le soin « de donner, à l'aide de ses bras, à sa tête et à ses épaules une position qui plaçait le centre de gravité derrière le bassin. Aussitôt qu'il sortait de cette attitude, ses jambes ployaient et la partie supérieure de son corps tombait en avant. »

Il est encore une catégorie d'attitudes vicieuses qui dépendent de l'action musculaire. Ce sont celles où une action irrésistible des muscles, — le plus souvent réflexe, — est provoquée par un état douloureux ou par une sensibilité maladive des tissus (Bouvier). Elles diffèrent des attitudes de douleur, dont nous parlerons plus loin, en ce qu'elles se coordonnent par une impulsion d'ordre réflexe et non pas volontaire. La cause échappe souvent aux investigations, même aidées du chroloforme, qui fait cesser les contractions et laisse subsister les rétractions ; et le temps seul peut décider, dans les affections profondes du squelette ou du tronc, quand l'attitude persiste après la disparition de la cause, si elle est due à une lésion du tissu musculaire, ou à une affection douloureuse des vertèbres ou des tissus ambiants. D'ailleurs, on se demande encore aujourd'hui si, dans les rétractions musculaires accompagnant une attitude vicieuse, la rétraction musculaire intervient comme cause ou comme effet des difformités.

Les lésions osseuses et articulaires sont l'élément causal le plus important des désordres mécaniques de l'attitude. Toutefois, nous ne confondrons pas les difformités mêmes avec les attitudes vicieuses et nous ne devons retenir au compte de l'attitude que les cas dans lesquels, aux efforts normaux d'équilibration, se substituent des efforts *supplémentaires* de mouvements abolis, ou *compensateurs* de mouvements anormaux : dans les ankyloses, le raccourcissement des membres inférieurs, les déviations de l'épine, les luxations congénitales des fémurs.

Sans entrer dans les détails, disons que, dans l'ankylose de la tête du fémur, par exemple, le mouvement compensateur de l'épine s'exécute toujours dans le sens où tend à se porter le membre ankylosé ; que dans le cas de raccourcissement, l'épine se dévie du côté du membre sain ; que toute courbure du rachis appelle une exagération, en sens inverse, des courbures voisines ; que la luxation congénitale des fémurs produit l'*ensellure* lombaire... Dans tous les cas, il s'établit des modifications de la verticalité, d'abord temporaires, qui, peu à peu, deviennent permanentes. Dans les déviations de l'épine, les courbures anormales ont pour effet d'atténuer, dans leur ensemble, la difformité ; dans les autres lésions, il s'établit, au contraire, un degré plus ou moins prononcé de concavité (*cyphose*), de convexité (*lordose*), de courbure latérale, avec ou sans torsion (*scoliose*), qui sont, en réalité, des troubles de l'attitude, et dont le mécanisme ne doit pas être ignoré des artistes.

La dépression des forces se traduit par l'inertie de l'attitude. Le décubitus latéral, qui exige un certain effort, pour le maintien du centre de gravité du corps à un niveau tant soit peu élevé, n'est même plus possible ; et les malades se tiennent d'autant plus volontiers dans le décubitus dorsal, où le corps est dispensé de tout effort, que leur état d'adynamie est plus prononcé (état typhoïde).

La douleur influence diversement l'attitude. Quand l'impression est légère, ou bien limitée dans le domaine des nerfs périphériques, une réflexion locale s'opère dans la substance grise de la moelle, et la contraction consécutive a lieu dans la zone de l'impression périphérique, et d'un seul côté, selon la première loi de Pflüger. Plus intense, l'impression, perçue ou non par le cerveau, s'irradie dans la moelle ; et les mouvements réflexes s'observent dans une zone plus étendue : d'abord, de l'autre côté du corps ; ensuite, au delà du noyau primitivement impressionné. Ils peuvent être suffisamment coordonnés, chez les animaux inférieurs, pour déterminer la fuite ou des réactions précises contre l'agent vulnérant, au point de justifier ce qui a été dit de la localisation de la volonté dans la moelle. Avec ce degré d'intensité, l'impression est suffisante pour être perçue par le cerveau, lequel peut élaborer, à sa manière, la sensation, et, à une réaction automatique, instinctive, irrégulière, substituer une réaction précise. Dans ces troubles du mouvement, il est difficile de faire rigoureusement la part de l'automatisme; il est certain que le bulbe, par exemple, et la protubérance tiennent sous leur dépendance un nombre considérable de mouvements nettement coordonnés ; mais, chez l'homme, le cerveau est loin d'être aussi désintéressé dans les réactions qu'il l'est chez les animaux mis en expérience.

J'ai cru pouvoir grouper sous les chefs suivants ces mouvements automatiques ou dirigés, que provoque la douleur :

Contractions réflexes consécutives à la simple impression, transformées localement dans la moelle : contractures traumatiques, tic facial, tic scapulaire, etc.

Mouvements de réaction contre la cause vulnérante, ou de fuite pour s'y dérober, dus, sans doute, à la participation du bulbe et de la protubérance à l'action réflexe. Ces mouvements de réaction sont en raison inverse du développement de la réflexion intelligente : par exemple, ils sont plus énergiques et plus francs chez l'enfant, toujours expansif, que chez le vieillard, toujours concentré ; chez l'homme du peuple, aux allures démonstratives, que chez l'homme du monde, aux gestes contenus.....

Mouvements de concentration générale, consécutifs à la dépression des facultés, sous l'influence de la douleur, et indiquant que le cerveau se désintéresse de l'acte, d'où la prépondérance de l'automatisme. Les mouvements de concentration caractérisent la plupart des douleurs violentes, mais ne s'observent guère qu'au moment de l'impression douloureuse. Quand la douleur persiste, l'attitude se coordonne selon des modes particuliers, dépendant plutôt du siège de la douleur que de sa nature.

Enfin, mouvements coordonnés et voulus, succédant souvent à une prostration physique, à une langueur plus ou moins prononcée, mais qui diffère de la précédente, en ce que le cerveau a repris son empire sur les agents de sa dépendance.

D'ailleurs, instinctive ou volontaire, l'attitude de douleur se coordonne généralement en vue de relâcher les muscles de la région ; quand le contraire s'observe, il faut se demander si le mouvement n'a pas alors pour cause une action réflexe pure et simple.

Les paralysies périphériques locales ou généralisées troublent les mouvements d'ensemble d'une manière secondaire, soit en supprimant la notion d'opportunité, soit en détruisant la synergie musculaire, ou l'accord et la subordination réciproque des groupes musculaires chargés de l'exécution d'un mouvement, soit, enfin, en abolissant la contractilité musculaire elle-même.

La perte de la sensibilité, l'anesthésie cutanée ou sensorielle compromet la précision des mouvements en diminuant, à la fois, la connaissance de leur nécessité et le sentiment de leur exécution. Elle rend l'attitude incertaine et indécise, tandis que l'anesthésie musculaire, surtout quand elle est partielle, localisée dans certains groupes musculaires, ou incomplète, la rend plutôt incohérente.

Les désordres résultant de l'abolition plus ou moins complète de la motricité se traduisent exceptionnellement par l'incohérence (ataxie), normalement par la paralysie dont les formes sont nombreuses, mais dont le caractère commun est que les mouvements, qui sont encore possibles dans les régions malades, n'ont pas l'énergie normale et que les mouvements de totalité de la région s'exécutent le plus souvent sans que ses propres muscles y prennent part. Les attitudes de la plupart des paralysés sont caractéristiques et assez connues pour que nous ne nous y arrêtions pas.

Les différentes formes de l'aliénation se caractérisent aussi par des désordres de l'attitude, qui, dans une foule de cas, suffiraient seuls à faire connaître la nature de la folie. L'attitude de l'aliéné est réglée sur l'hallucination, au lieu de l'être d'après la saine notion du milieu où il agit. Défiance, confidences, distractions, mobilité d'allures, amour et haine, force physique, audace, témérité, tendances homicides, suicides : toutes ces impressions et tous les actes de l'aliéné, dans la sphère de sa folie, trahissent l'impulsion illusoire qui les détermine. D'une manière générale, les attitudes de la manie hypochondriaque sont plutôt concentrées ; celles des hystériques sont plutôt expansives ; celles des épileptiques sont plutôt timides, ou « obliques » comme celles des fauves ; les folies tristes ont une attitude concentrée ; celle de l'idiot est tantôt apathique, atone, inerte, et tantôt incohérente, bizarre, sans harmonie.

Le propre du désordre choréique, c'est que les mouvements, normalement dirigés, dépassent le but ; que dans l'équilibration du tronc, par exemple, les oscillations ont une amplitude exagérée ; et, comme l'impulsion coordinatrice est toujours présente, le malade a conscience de cette exagération du mouvement et tend à le rectifier par un mouvement inverse, qui dépassera le but comme le premier. L'incohérence de l'attitude, dans la chorée, est donc le résultat de mouvements successifs en sens inverse, tous voulus et bien dirigés, mais exécutés avec une énergie trop grande, au départ. Sans doute, l'action de la volonté, dans cette « folie musculaire », n'est pas toujours manifeste : les contractions du visage, les mouvements des doigts, des épaules..... paraissent moins opportuns que ceux des muscles qui participent à la locomotion ou à l'équilibration ; il faut faire, en effet, la part des impressions extérieures et de la timidité, de la crainte, de la honte habituelle chez ces malades. Les mouvements d'origine réflexe, qui se produisent sous ces influences, sont exagérés comme les autres ; mais l'intervention de l'impulsion volontaire se manifeste encore dans la réaction par laquelle le malade tente de limiter ses mouvements réflexes ; et ainsi s'expliquent, sans doute, l'apaisement et même le repos complet qui s'observent pendant le sommeil. Le calme du sommeil n'indique donc pas que le cerveau est le point de départ des troubles ; il indique que l'intervention de l'appareil coordinateur est nécessaire à leur production, soit que le centre coordinateur agisse trop puissamment sur les cellules motrices de l'isthme, soit que ce centre ait subi lui-même une lésion quelconque.

Nous n'insisterons pas davantage sur les troubles maladifs de l'attitude ; mais ce que nous en avons dit n'est pas inutile pour comprendre le mode de coordination des attitudes *passionnelles* que nous avons maintenant à étudier.

CHAPITRE III

ATTITUDES PASSIONNELLES.

Il faut distinguer des attitudes véritablement *émotives*, les attitudes *mimiques* qui sont combinées artificiellement, en vue, tantôt d'imiter l'expression naturelle des passions, tantôt de concourir à l'ensemble du langage mimique. Ces dernières se subordonnent au geste ou sont purement artificielles. Elles varient, dans le second cas, chez les diverses races ; et, bien qu'imitées à l'origine des mouvements naturels, elles ont pu se transformer au point d'être, aujourd'hui, méconnaissables. Telles sont les attitudes du *respect*, du *salut*, etc. Les autres, consistant dans l'imitation d'attitudes naturelles, se confondent avec elles.

Les attitudes émotives ou passionnelles s'établissent accidentellement sous l'influence d'une émotion passagère, quelle qu'en soit la nature, et traduisent, par leur aspect général, le mouvement passionnel de l'âme. La répétition, la durée exagérée de ces mouvements passionnels, finissent par imprimer un cachet typique à l'attitude habituelle qui s'est composée sous d'autres influences ; aussi retrouverons-nous plusieurs de ces attitudes émotives dans la série suivante.

M. Delestre divisait les passions en *excentriques* et *concentriques*, et l'on serait tenté de diviser de la même manière les mouvements expressifs du geste, de l'attitude et de la physionomie ; mais, comme tous les systèmes dualistes, celui-ci a fléchi quand il a fallu distinguer les nuances, et on a cru devoir le compléter par la classe des passions *concentrico-excentriques* qui lui enlève, au contraire, sa justification.

Il y a dans les mouvements émotifs deux phases distinctes : dans la première, l'attitude se coordonne instinctivement ; dans la seconde, elle se coordonne en vertu d'une détermination ; et il peut se faire que cette coordination soit inverse de la première : c'est ainsi qu'à la frayeur résultant d'une impression subite peut succéder un acte de courage.

En théorie, toutes les passions dépressives, c'est-à-dire celles qui annulent l'action cérébrale, devraient entraîner une coordination de l'attitude dans le sens de la concentration ; les animaux privés de cerveau se *rassemblent*, nous l'avons vu, sous l'influence de l'action tonique ou de l'action médullaire prépondérante. Mais l'effet des passions dépressives n'est pas seulement d'annuler l'action du cerveau ou de l'amoindrir. Même, cet effet ne se traduit pas toujours par la dépression cérébrale, et, dans l'expression, on observe bien souvent une expansion, une excentration, une attitude *externée*, sous l'influence de la douleur, du chagrin ou de la peur. Enfin, dans toutes les passions, gaies ou tristes, on remarque le relâchement de certains muscles d'expression en même temps que la contraction de certains autres. La loi d'antagonisme s'observe ici comme ailleurs, et les observations de Duchenne (de Boulogne) ont montré combien elle est générale.

La violence de l'impression subie se traduit par un relâchement de l'attitude, qui peut aller jusqu'à l'atonie complète. Le tableau des *Vices assiégeant la Vertu*, de Raphaël, dont on attribue le dessin à

Michel-Ange, nous offre des degrés divers de cet effet. La hardiesse des attitudes des Vices s'amollit, pour ainsi dire, au voisinage de la Vertu, sous l'influence d'une émotion soudaine.

A un degré moindre, une impression vive détermine rarement des mouvements vers l'objet : bien plus souvent, l'attitude traduit la répulsion ou le besoin d'échapper à l'impression subie ; elle se coordonne alors plutôt dans le sens de la concentration que de l'expansion. Si l'animal prend la fuite, peut-on dire si son attitude est excentrique ou concentrique ? Souvent encore, sous le coup d'impressions vives, mais indifférentes, au point de vue du plaisir ou de la douleur, l'attitude est anxieuse, comme si la force d'adaptation était tenue en échec, dans un état pour ainsi dire cataleptique. Enfin, dans de certaines conditions, la volonté demeure maîtresse des mouvements d'ensemble, et nul ne confond l'attitude ferme de l'homme impassible avec l'attitude atone et indifférente de l'idiot.

Quand le cerveau intervient dans l'acte passionnel, il intervient d'après un mode éminemment varié et non plus unique, comme le serait l'excentration, de quelque manière qu'on la comprenne. Le rhythme des mouvements peut être alors tumultueux ou parfaitement régulier.

En réalité, l'attitude se coordonne, sous les influences émotives, selon des modes variés : atonie, concentration, suspens, fermeté, expansion. Ces éléments se combinent ou demeurent isolés, dans l'expression des passions, suivant que ces passions sont elles-mêmes associées ou élémentaires. Et comme la complexité est le caractère habituel des passions, les mouvements émotifs sont eux-mêmes habituellement associés et complexes.

Est-il donc impossible de déterminer le mode de coordination de l'attitude, sous l'influence de mouvements émotifs simples, comme le sont la peur, la tristesse, la joie, la répugnance, le désir, la haine, la colère, le courage, le désespoir? En éliminant toutes les conditions que nous avons énumérées précédemment : réflexion, violence de l'impression, etc., et n'envisageant que les mouvements purement réflexes, ne trouverait-on pas, dans la coordination de l'attitude, des manifestations simples de l'émotion?

Quels sont, par exemple, les effets de la peur?

Le mot *peur* a plusieurs synonymes dans le langage ordinaire. Toutefois, cette synonymie n'est pas complète. La *peur* est l'émotion première, dont la *frayeur* est un degré plus élevé ; dans la *crainte*, la réflexion est déjà intervenue, ou, du moins, le danger est apprécié ; dans la *terreur* domine le sentiment de l'insuffisance des forces pour le repousser ou s'y soustraire ; l'*effroi* a suspendu tout d'abord les forces, et l'*épouvante* se caractérise par l'abandon de tout espoir de résistance. Les cataleptiques de la Salpêtrière représentées dans l'ouvrage de M. P. Richer (21) reproduisent les diverses modalités de cette expression.

Le premier de ces effets se traduit, dans l'attitude, par une adaptation générale du corps pour l'action, dans un sens ou dans un autre ; une inspiration courte et aussitôt suspendue dispose la poitrine pour l'effort ; l'animal rectifie son attitude, adapte son regard, dresse l'oreille ; l'homme élève légèrement les bras, soit pour se disposer à agir, soit pour dilater plus promptement ses poumons. Suivant Darwin, qui a bien analysé un grand nombre de mouvements émotifs, la plupart de ces mouvements n'ont pas de raison d'être, en apparence du moins, mais originairement ils ont été intentionnels, et l'instinct qui les provoque s'est transmis héréditairement de manière à les confondre avec ceux qui sont de pur automatisme.

Dans cet état, l'élaboration de l'impression s'opère ; et, si le courage ou la confiance dans les forces n'intervient pas, l'homme concentre alors son attitude, et d'autant plus que le cerveau abandonne complètement son empire. Le chien qui craint son maître, l'enfant habitué aux mauvais traitements, l'homme pusillanime, se ramassent alors, se concentrent, se rassemblent, se pelotonnent, « afin, dit Delestre, de présenter moins de surface au danger » ; la respiration s'accélère, le cœur précipite ses battements, puis un tremblement se manifeste dans les membres, soit parce que l'hématose est troublée par ces mouvements sans ampleur du cœur et du poumon, soit parce que la contraction fibrillaire de la peau chasse le sang de la périphérie du corps ; soit, enfin, parce que la moelle, subissant à son tour l'action dépressive, est impuissante à maintenir les contractions musculaires qui concentrent ainsi l'attitude. Peut-être toutes ces causes agissent-elles à la fois, car le frisson précède le tremblement et le relâchement général lui succède, si la crainte fait place à la terreur ou à l'épouvante.

Adaptation pour l'effort, puis concentration ; enfin, détente, relâchement, abandon ; tels sont donc les modes suivant lesquels se coordonne l'attitude sous l'influence de la peur.

Les effets de la *joie* sont encore mieux définis. C'est chez l'enfant, où elle est naïve, que l'on peut en saisir l'expression la plus nette. L'âge tempère de plus en plus ses manifestations ; elle est plus démonstrative chez les gens du peuple et plus contenue chez les gens du monde ; mais le type n'en est pas moins uniforme et se caractérise, chez tous, par un certain épanouissement de l'attitude. Le point de départ de cette expression est encore dans l'appareil respiratoire, ou, du moins, dans la poitrine ; et la sensation de dilatation et d'épanouissement qui se manifeste dans cette région est le signal de la détente générale, dont les soubresauts du diaphragme, les éclats de rire et même l'écoulement des larmes ne sont que des conséquences. Moins est contenue cette manifestation, plus le visage, le regard, le geste s'épanouissent, et l'extravagance de la franche gaieté n'est qu'une expression de l'abandon momentané que fait l'appareil coordinateur de l'attitude de ses fonctions régulatrices. Le « sage » s'interdit cet abandon, et voilà pourquoi le rire, chez lui, ne dépasse pas les lèvres.

Dans la *tristesse*, c'est l'ensemble de l'innervation qui est atteint par l'émotion dépressive ; le cerveau lui-même subit souvent, tout le premier, cette action hyposthénisante. Le cœur se resserre et restreint l'amplitude de ses battements ; le diaphragme est, comme tout à l'heure, agité de mouvements convulsifs qui reconnaissent la même cause et cependant paraissent plutôt passifs. L'attitude s'affaisse et les forces se dépriment jusqu'à l'abattement le plus complet. Les démonstrations, souvent de pure convention, par lesquelles se manifeste parfois la douleur, ne peuvent longtemps donner le change ; l'expression en est, d'ailleurs, subordonnée au tempérament et au caractère de l'affligé ; mais la véritable expression de la *Mater dolorosa* est l'affaissement de l'attitude.

L'appareil respiratoire joue le rôle le plus important dans les manifestations passionnelles que nous venons de passer en revue. Ce rôle est bien moindre dans les autres.

Le *désir* est, comme les précédents, l'un des mouvements émotifs dont l'expression est, pour ainsi dire, universelle. On l'a trop souvent confondu avec l'amour, comme avec la jouissance. Le désir suppose évidemment l'amour, dans le sens philosophique du mot, mais il diffère de la jouissance, précisément en cela qu'il n'est que le désir. Ce n'est qu'un appétit, un appel des sensations que la jouissance doit satisfaire. Aussi l'attitude, sous l'impulsion première du désir, est-elle coordonnée pour la réception, plutôt que pour l'action. Dans le désir, le geste est impatient, l'attitude anxieuse. Les sensations intéressées activent leurs sécrétions, pour s'assimiler plus promptement l'objet de la convoitise. Chez les vieillards convoitant Suzanne ; chez le joueur attentif aux évolutions de la roulette ; chez l'enfant arrêté devant l'étalage d'un pâtissier ou d'un marchand de jouets ; chez le chien dont la salive s'écoule à la vue d'un morceau de sucre, le regard est fixe, le geste est prêt pour la préhension, le corps est immobile, rigide, incliné en avant ; il n'y a ni concentration, ni expansion, mais tout est disposé pour l'adaptation et la possession. Ces mouvements sont plus ou moins contenus par l'éducation, l'expérience, le souvenir des déceptions passées, la menace ; mais l'expression n'en est pas moins unanime.

Sans doute, l'expression du désir n'est pas toujours aussi simple ; parfois l'expression de la joie vient s'y ajouter, parce que la vue de l'objet convoité est déjà une jouissance ; telle est l'expression du Satyre découvrant Antiope, ou de l'enfant devant un mets préféré ; ailleurs, c'est l'envie qui contraint douloureusement l'expression du désir ; mais ces sentiments opposés n'en altèrent l'expression, qu'à la condition de se substituer au désir.

Et de même, la possession agit souvent à l'encontre du désir déçu. « En amour, a dit Sénèque, l'accomplissement de nos plus grands désirs est souvent la source de nos plus grandes peines. »

Je ne confondrai pas avec le désir ce malaise qui résulte d'une sensation éveillée, mais non satisfaite. On a fait du désir des jeunes filles beaucoup de sottes peintures auxquelles cette distinction me paraît applicable. La surprise de Psyché sous le baiser de l'Amour n'est pas le désir, c'est plutôt l'éveil de l'instinct sexuel ; et Gérard n'aurait pas accepté, sans doute, une autre interprétation de cette expression qu'il a si bien réussie. Le désir a toujours un objet réel ou imaginaire et il ne saurait se traduire par une expression vague ou distraite.

Tandis que le désir exalte nos facultés physiques et morales, l'*amour* se caractérise plutôt par la faiblesse et l'inertie. Isolé du désir, l'amour, dans le calme de la possession, entraîne un certain abandon de la personnalité ; il se traduit moins par des mouvements expansifs que par une détente de l'effort ; cependant la vue de l'objet aimé, quoique paralysant souvent les hommes les plus maîtres d'eux-mêmes, épanouit la physionomie, fait briller le regard et semble dilater le cœur.

L'attitude de la *haine* traduit moins la répulsion que l'aversion : l'homme qui hait se concentre plutôt qu'il ne s'épanche ; les traits de son visage sont contractés, les bras se rapprochent du corps, les poings se ferment, sans même que l'esprit ait formulé un désir de vengeance ; la peau pâlit sous l'influence d'une contraction de ses fibres chassant le sang des capillaires. La *répugnance* est une forme de la haine ; elle se traduit par les mêmes signes, qui s'accompagnent parfois d'un trouble des fonctions digestives dont le vomissement est une manifestation.

Quand la haine devient agissante, elle est plutôt cauteleuse et prudente que franchement expansive, ou, si elle repousse l'objet de l'aversion, c'est moins pour le supprimer et le faire disparaître que pour l'éloigner ou s'en isoler. Les peintres expriment ce sentiment en rejetant le corps en arrière, pendant que les bras s'élèvent, que la face se détourne et que le visage prend une expression grimaçante.

La haine appelle aussi la *colère* à son aide, et l'expression de la colère domine alors la scène. La colère, la plus bestiale de nos passions, est essentiellement expansive : l'homme en colère a besoin de mouvement ; et, s'il ne peut s'en prendre à autrui, c'est souvent sur lui-même qu'il assouvit ce besoin d'action. Dans la colère, l'attitude est extravagante, le geste se développe avec ampleur, les traits sont convulsés, les sourcils se froncent, le front se plisse, les poils se hérissent. Dans la *fureur*, qui en est le paroxysme, l'attitude est désordonnée, les allures téméraires, imprévoyantes, les mouvements violents et presque convulsifs. A ce degré de violence, la colère peut absorber la sensation, au point que le corps devienne insensible à tous les coups qu'on lui porte ; et l'homme se confond en cela avec les animaux les plus féroces.

Le *courage* a pour base la *hardiesse* dont les nuances sont : l'*audace*, l'*intrépidité*, la *témérité*. « Son allure, dit Delestre, est celle de la puissance confiante en elle-même. » Elle est, en effet, droite et souple à la fois ; ce n'est ni l'attitude exaltée de la colère, ni l'attitude provocante de l'effronterie : le geste est sobre et précis, le regard assuré, la démarche libre. Tout dans le jeu des muscles dénote la possession de soi-même ; le cerveau commande dans la plénitude de son autorité et les membres se tiennent prêts à lui obéir. L'attitude de la hardiesse offre à l'état potentiel les éléments de l'attitude du courage qui en est la manifestation active ; de l'audace et et de la témérité qui en sont l'exagération ou l'excès. Tout y est prêt pour l'action. C'est une attitude noble par excellence.

Dans le *désespoir*, l'attitude s'abandonne, quand il naît sous l'influence des passions tristes ; la violence remplace la mollesse lorsqu'il naît de l'impuissance à vaincre les obstacles et qu'il succède à la colère. Les allures portent le cachet de l'atonie, dans le premier cas ; elles sont extravagantes, dans le second.

Nous bornons à ces traits généraux ce que nous voulions dire des attitudes émotives dont nous allons retrouver le cachet spécial dans les attitudes *typiques*.

CHAPITRE IV

ATTITUDES TYPIQUES

Les attitudes *typiques*, *physiognomoniques* résultent de l'habitude que contracte le corps de s'adapter suivant tel ou tel mode, sous l'empire des mêmes impressions fréquemment ressenties, des mêmes actes fréquemment répétés, pour l'expression des mêmes pensées fréquemment présentes, ou par suite de certaines dispositions congénitales ou acquises.

« Quelque soin que l'on mette à cacher ses passions, dit La Rochefoucauld (175), il y en a toujours quelque endroit qui se montre. » Tout le caractère de l'homme est dans son attitude, et l'attitude habituelle est elle-même une résultante. Les besoins de l'équilibration sont le point de départ; le tempérament, la constitution, utilisent comme ils le peuvent les ressources d'équilibration que possède l'organisme ; les instincts sociaux font le reste ; et l'homme lancé dans une carrière professionnelle, y parcourt son chemin, autant que le lui permettent constitution, éducation, fortune, intelligence..., borné dans ses ressources, mais non dans ses désirs. Des impressions qu'il reçoit du milieu varié qui l'environne, et de la manière dont il les subit ou réagit contre elles, dépendent son caractère moral et son attitude, qu'affermissent, de jour en jour, les habitudes contractées au foyer domestique, à l'atelier, au cabaret, dans la rue. Le vice ou la vertu y nuancent diversement son allure originelle ; et il arrive ainsi que, tout en restant distinctes, les personnalités humaines se groupent par catégories qui se retrouvent les mêmes, dans toutes les castes sociales. Ce cachet, imprimé par l'habitude à l'organisme humain, constitue le *type physiognomonique*, ensemble très complexe, dont les variétés se dérobent tellement à la synthèse, qu'il a fallu, pour les classer, atténuer la plupart de leurs particularités, au profit de tel ou tel détail, qui tranche, il est vrai, sur l'ensemble; mais que, trop souvent, on a fait ressortir, au détriment des autres. La gaucherie des gens timides peut masquer, sous le couvert de la froideur ou de l'embarras, un caractère résolu, un cœur chaud, un grand génie. Samuel Smiles (176) compare à cet égard, les Français, « naturellement gracieux et essentiellement sociables », et l'Anglais, « empêtré et... certainement assez désagréable à voir au premier abord. » Il se demande chez lequel des deux peuples on trouve les amis les plus sûrs, les hommes les plus fidèles à leur parole, les plus consciencieux dans l''accomplissement du devoir. Le « malaise respectueux » qui constitue la timidité, suivant l'expression d'Arthur Helps, se rencontrait chez Newton, chez Byron, chez Shakspeare, comme chez la plupart de leurs compatriotes; cependant la race anglaise ne le cède à aucune autre pour la vigueur morale, le courage ou la profondeur de vues. Il ne faut donc attribuer à chaque élément de l'attitude coordonnée que la valeur qu'il comporte, isolément considéré.

Toutefois la loi d'harmonie veut qu'ici, comme ailleurs, la présence de telle disposition morale imprime à tous les actes un certain cachet d'uniformité, et, quand on n'exagère pas la valeur et la portée des nuances de détail, il demeure, au compte de l'attitude, des caractères assez nets pour qu'il soit utile de les grouper en séries. Nous nous bornerons sur ce point à quelques considérations générales.

Est-il besoin de faire ressortir l'influence de la position sociale? L'attitude, *accablée* par les revers de fortune, se redresse et s'affermit dans le succès. « Giton a l'œil fixe et assuré, les épaules larges, l'estomac haut, la démarche ferme et délibérée... il tient le milieu en se promenant avec ses égaux; il s'arrête et l'on s'arrête; il continue de marcher et l'on marche...: s'il s'assied, vous le voyez s'enfoncer dans un fauteuil, croiser les jambes l'une sur l'autre, froncer le sourcil, abaisser son chapeau sur ses yeux pour ne voir personne, ou le relever ensuite et découvrir son front par fierté et par audace. Il est enjoué, grand rieur, impatient, présomptueux, libertin, politique, mystérieux... : il se croit du talent et de l'esprit. Il est riche. — Phédon a le corps sec et le visage maigre... il est abstrait, rêveur; et, avec de l'esprit il a l'air d'un stupide. Il conte brièvement, mais froidement; il ne se fait point écouter... il applaudit, il sourit à ce que les autres lui disent... il est complaisant, flatteur, empressé... il marche doucement, légèrement; il semble craindre de fouler la terre; il tient les yeux baissés et il n'ose les lever sur ceux qui passent; il n'est jamais du nombre de ceux qui forment un cercle pour discourir; il se met derrière celui qui parle, recueille furtivement ce qui se dit, et il se retire, si on le regarde... Il ne tient point de place : il va les épaules serrées, le chapeau abaissé sur les yeux pour n'être point vu; il se replie et se renferme dans son manteau; si on le prie de s'asseoir, il se met à peine sur le bord d'un siège... Il est pauvre (177). »

La race, ou plus exactement le genre de vie imposé par le climat et les habitudes traditionnelles de la nation, nuancent également l'attitude, au point de rendre facilement reconnaissable à tous les yeux, dans une foule : l'Anglais compassé, roide et froid; le Germain aux allures traînantes comme son langage; le Yankee présomptueux; le Créole nonchalant; le Français frivole et content de lui; l'Espagnol, à la fois prétentieux et vulgaire.

De plus, l'attitude est une des particularités physiognomoniques qui se transmettent par l'hérédité, souvent à la faveur de l'imitation, chez l'homme comme chez l'animal.

C'est à l'âge adulte surtout que l'attitude acquiert des caractères vraiment physiognomoniques. Chez l'enfant, elle est franchement expansive; les allures sont précipitées, imprévoyantes, plutôt qu'indécises et irrégulières. Chez les vieillards, l'attitude se concentre, s'affaisse, perd de sa souplesse, de sa fermeté, de sa précision ; les gestes deviennent sobres et rares, et la démarche lente, vacillante, circonspecte et sans grâce.

L'attitude de l'homme est plus énergique et plus raide, celle de la femme est plus souple, plus flexible ; et même, quand sa rectitude est assurée par le busc ou le corset, elle n'a jamais la rigidité militaire qui ne lui siérait pas. Sa pose est plus abandonnée, sa démarche plus légère, plus ondulée ; et, tandis que chez l'homme, le balancement latéral s'exécute dans la ligne des épaules, et au point d'attache des membres supérieurs; chez la femme, ce balancement s'exécute au bassin ; ses gestes sont moins expressifs, plus réservés, moins anguleux. L'expression générale de l'ensemble est : chez l'homme, la force, la fermeté ; chez la femme, la grâce. On a trouvé une explication satisfaisante de cette opposition dans le contraste des angles, accusés dans les formes comme dans les mouvements de l'homme, avec les courbes des formes, des gestes, de la démarche de la femme. De plus, l'homme se retrouve identique, à peu de chose près, dans chaque race, à travers les âges ; mais il n'en est pas de même de la femme, chez qui les caractères ethniques sont bien plus prononcés.

Des allures efféminées chez l'homme, sont un indice de puérilité, de paresse, de poltronnerie, de fausseté et d'habitudes inavouables. Des allures masculines, chez la femme, quoique déplaisantes, ne légitimeraient pas une interprétation aussi désavantageuse ; elles sont loin d'être incompatibles avec la tendresse, la délicatesse d'esprit et de sentiment, l'esprit de sacrifice, etc.

Nous ne rechercherons pas davantage comment l'attitude traduit la manière de sentir particulière à chaque individu, ni quelle est l'influence de la dominante passionnelle sur l'attitude typique. Il est bien certain que les manifestations passionnelles ou émotives que nous avons analysées, nuancent d'une manière durable l'attitude, lorsqu'elles se répètent habituellement de façon à constituer un caractère. Mais l'attitude *de caractère* ne se coordonne en réalité qu'en vertu de l'impulsion motrice et de la résistance ou de l'abandon de la volonté à l'impression sensorielle ; elle traduit les rapports de la raison à l'instinct, de l'attention à la sensation ; et nous n'avons rien à ajouter sur l'attitude typique du philanthrope, du méchant, ou de l'égoïste. C'est l'effort d'adaptation, énergique, mesuré, précis ou bien indécis, désordonné, mal équilibré, qui détermine les nuances de l'attitude habituelle, plutôt que les impressions qui provoquent cet effort.

FIN.

AUTEURS CITÉS

---

(1) DE QUATREFAGES, *L'espèce humaine*. Paris, Germer-Baillière.

(2) CH. ROBIN, *Élém. anat.*, p. 46.

(3) AD. NICOLAS, *Considérations sur la coordination des mouvements d'ensemble*. Thèses de Paris, 1872. — (3*a*) Journal la *Liberté*, 9 *juillet* 1878. — (3*b*) *De la valeur séméiotique de l'écriture*, dans *Gaz. des Hôp.* 1878.

(4) BOUVIER, *Dictionnaire encycl. des sc. méd.*. art. ATTITUDES. Le même, avec P. BOULAND, *ibid.*, art. RACHIS, CORSET.

(5) DECHAMBRE, *Dict. enc. des sc. méd.*, art. ANATOMIE DES BEAUX-ARTS.

(6) MAINE DE BIRAN, *Œuvres philosophiques*, t. II, p. 221.

(7) GIRAUD-TEULON, *Mécanique animale* et *Dict. encycl. des sciences méd.*, art. LOCOMOTION.

(8) BORELLI, *De motu animalium*. 1743.

(9) E. et WILH. WEBER, *Mécanique des organes de la locomotion*, trad. JOURDAN. 1843.

(10) COLIN, *Traité de physiologie comparée des animaux domestiques*. 1854.

(11) PLATEAU, *Recherches expérimentales sur la position du centre de gravité chez les insectes*, dans *C. rendus*. 1872.

(12) DELESTRE, *De la physiognomonie*. 1866. — (12*a*) *Étude des passions*.

(13) .....

(14) ONIMUS, *Revue scientifique*, 1871-72, p. 871, et *Journ. de Phys.* (14*a*), *De la différence des courants induits et continus* dans *Journal de l'Anat.* 1874. *Dict. enc. des sc. méd.*, art. CONTRACTURE (V. 70).

(15) VULPIAN, *Physiol. du syst. nerveux* et *Dict. encycl. des sc. méd.*, art. MOELLE ÉPINIÈRE.

(16) PROCHASKA, *Commentatio de functionibus systimati nervosi.*

(17) PFLUGER, *Die sensorischen Functionen der Rückenmarks.*

(18) SANDERS-EZN, *Vorarbeit für die Erforschung der Reflexmechanismus im Lendenmarke des Frosches*, dans *Arbeiten aus der phys. Anstalt zu Leipzig*. 1847.

(19) BRONDGEEST, *Untersuchungen über den Tonus der willkürlichen Muskelm* dans *Du Bois-Reymond's und Reichert's Archiv*, 1860.

(20) ROSENTHAL, *Untersuchungen über Reflexe* dans *Sitzungsberichte der physik med. Societat zu Erlangen*. 1873.

(21) PAUL RICHER, *Études cliniques sur l'hystéro-épilepsie ou grande hystérie*. 1881.

(22) BOUILLAUD, *C. rendus de l'Ac. des sc. de Paris*. 1881. 1er sem.

(23) ED. FOURNIÉ, *Revue méd.*, 1881, et *Phys. du syst. nerveux*, 1872.

(24) E. DE CYON, *Recherches expér. sur les fonct. des canaux semicircul. et sur leur rôle dans la formation de la notion d'espace*. Thèses de Paris. 1878.

(25) LABORDE, *Dict. encycl. des sc. méd.*, art. MOELLE ALLONGÉE.

(26) FLOURENS, *Phys. du syst. nerveux*, t. II.

(27) DE MORTILLET, *Rev. scient.* 1880.

(28) A. HOVELACQUE, *Notre ancêtre* dans *Rev. d'Anth.* 1877.

(29) A. GAUDRY, *Les enchaînements du monde animal dans les temps géologiques*. 1878.

(30) BORDIER, *La nature*, IX, p. 361.

(31) LARTET et CHRISTY, *Reliquia aquitanicæ*, B, pl. II.

(32) DE NADAILHAC, *Les premiers hommes*. 1881.

(33) HAMY, *Précis de paléontologie hum.*, p. 321.

(34) BROCA, *Études sur la constit. des vertéb. caudales chez les primates sans queue*, dans *Revue d'Anth.* 1872.

(35) HÆCKEL, *Histoire de la création des êtres organisés*, p. 614.

(36) DARWIN, *La descendance de l'homme*, t. I. — (36*a*) *L'expression des émotions chez l'homme et les animaux*. — (36*b*) *Rev. scient.* Juillet 1877.

(37) *Les Mémoires de* M. CLAUDE, t. Ier.

(38) GEORG. MIVART, *Tails* Confér. au Jardin zool. de Londres. Dans *Nature*. Sept. 1879.

(39) LAWSON TAIT, *The use of Tails* dans *Nature*, 1879, p. 613.

(40) BERNARD PEREZ, *Les trois premières années de l'enfant*, 1878.

(41) JACCOUD, *Traité de path. interne*, t. Ier.

(42) TAINE, *Rev. phil.* Janvier 1876.

(43) HERBERT SPENCER, *Principes de psychologie*.

(44) U. TRÉLAT, *Introd. à un cours d'anat. appliq. aux Beaux-Arts*, 1863.

(45) E. BEAUGRAND, *Dict. encycl. des sc. méd.*, art. MANUFACTURES. — BRUNISSEURS. — CARDEURS. — GENS DE LETTRES, etc.

(46) BECQUEREL et BRESCHET, *Mém. sur la chal. an.* dans *Annales de chim. et de phys.*, t. XXVI, p. 337.

(47) HELMHOLTZ, *Ueber der Stoffverbrauch bei der Muskelaction* dans *Müller's Archiv.*, 1845, p. 72. — *Ueber die bei der Muskelaction entwickelte Wärmemenge. Ibid.*, 1848, p. 144.

(48) MATTEUCCI, *Leçons sur les phén. phys. et chim. des corps vivants*, 1847.

(49) E. DALLY, *Des déformations du rachis causées par les attitudes scolaires vicieuses*, dans *Bull. de la Soc. de méd. pub.*, 1879 ; et *Rev. d'hyg.*, 1879, p. 833. — (49 *a*) *Dict. encycl des sc. méd.*, art. CROISSANCE. — (49 *b*) *Bull. de l'Ac. de méd.*, 1878, et *Bull. de la Soc. de méd. pub.*, 1878. — (49 *c*) *Les contractures et contractions pathologiques*, dans *Gaz. hebd.*, 1874. — (49 *d.*) *Des traitements orthomorphiques*, 1874. — (49 *e*) *Dict. encycl.*, art. LANGAGE.

(50) OLLIER, *De l'accroissem. en long. des os des membres. — De l'inégalité d'accroiss. des deux extrém. des os longs chez l'hom.* 1863.

(51) GALLIEN, *Comment. sur le traité des articul.* d'HIPPOCRATE. — *Des causes des maladies.*

(52) P. BOULAND, *Des actions muscul. capables de déterminer l'extension latérale du rachis*, etc., dans *C. rendus de l'Ac. des sc.*, 1866. — Le même, avec BOUVIER, *Dict. des sc. méd.*, art. RACHIS. — CORSET.

(53) A. TARDIEU, *Dict. d'hyg. et de salubrité*, 1864.

(54) GUBIAN, *Sur l'hyg. de l'ouvrier en soie* dans *Journal de méd. de Lyon*, 1846.

(55) MALGAIGNE, *Mém. sur la val. réelle de l'orthopédie et spécial. de la myotomie rachid.*, 1845. — *Leçons d'orthopédie*, 1862. — (55 *a*) *Leçons cliniques sur les hernies*, 1841.

(56) JULES GUÉRIN, *Essai de physiol. gén.*, 1868. — *Mém. sur les caract. gén. du rachitisme*, 1839. — *Lettres sur l'étiologie et le trait. chir. des luxations et pseudo-luxations congén. du fémur*, dans *Gaz. méd. de Paris*, 1840, etc., etc.

(57) *Dict. en 60 vol.*, art. RACHIS.

(58) DEPAUL, *Dict. encycl. des sc. méd.*, art. BASSIN VICIÉ.

(59) G. FABBRI, *Descrizione di una pelvi obliqua ovale*, 1860.

(60) MATHIAS ROTH, *Des exercices et des mouvements suiv. le syst. de Linz. — Tableaux d'exercices gymnastiques sans appareils. — Des positions vicieuses à éviter. — Des jeux gymnastiques. — Sur la négligence qu'on apporte à l'éduc. phys. de l'enfance*, etc. Analyses

dans (61) *Journal d'hyg.* de Paris, 4e vol. p. 206, 423, 436, 460, 613 et 5e vol. p. 436, par Léon Fournol et Macario.

(62) Liebreich, *A contribution to school hygiene*, 1873.

(63) A. Riant, *Hyg. scolaire*, 1874. — (63 *a*) *L'hygiène et l'éducation dans les internats*, 1877.

(64) Dujardin-Beaumetz, *Bull. de la Soc. de méd. publ.*, 1879.

(65) Thorens, *Rapport sur les mesures à prendre contre les attit. scolaires vicieuses*, dans *Bull. de la Soc. de méd. publ.* 1881 ; et *Rev. d'hyg.*, 1881.

(66) Javal, *Rev. scient.*, 1879. — (66 *a*) *Ibid.*, 1881. — *Congrès intern. d'hyg.* de 1878, t. II, p. 108.

(67) Cohn, *Confér. faite à la 52e session des méd. et natur. allemands à Breslau.* Voir *Rev. scient.*, 1881. — *Examen dioptrique des yeux de dix mille écoliers*, dans *Congrès ophthalm. d'Heidelberg*, 1863.

(68) Gross, *Grundzüge der Schulgesundheitspflege*, 1878.

(69) Hayem, *Dict. encycl. des sc. méd.*, art. Muscles. *Pathol.*

(70) Legros et Onimus, *Ibid.*, *Physiol.*

(71) J. Straus, *Des contractures.* Thèse d'agrég., 1875.

(72) Hermann, *Untersuchungen über den Stoffwecksel der Muskeln*, 1867.

(73) Sassezky, *Ueber den Einfluss verschiedener Stellungen der Körpers auf seine Temperatur* dans *Saint-Pétersb. méd. Wochenschrifft.*

(74) Krishaber, *De la névropathie cérébro-cardiaque*, 1872.

(75) J. Hinton, *On labyrinthic vertigo* dans *Guy's hospital reports*, 3e série, XVIII, 194.

(76) Berger, *Vertigo a stomacho læso* dans *Deutsche Zeitschr. für die prakt. Med.*, 1878.

(77) Llewelyn Thomas. *Vertige auditif dans le relâchement de la membrane du tympan*, dans *Lancet*, 1828.

(78) Charcot, *Du vertig. laryngé*, *Soc. de biol.* et *Gaz. méd. de Paris*, 1876. — *Progrès méd.* 1879.

(79) Sommebbrodt, *Vertige laryngé*, dans *Berlin. klin. Wochenschr*, 1875.

(80) J.-E. Lesbats, *Diagnostic differ. des vertiges.* Thèses de Paris, 1835.

(81) Ladreit de Lacharrière, *De la mal. de Menière et du vertige dans les mal. de l'oreille*, dans *Annales des mal. de l'oreille et du larynx*, 1875.

(82) M. Föhrenschwarth, *Ueber virtiginöse Erscheinumgen in Verlaufe mancher Ohrenkrank* dans *Wien med. Zeit.*, 1874.

(83) G. Mignen, *Essai sur les vertiges, au point de vue du diagn.* — Thèse de Paris.

(84) F. Toigne, *Du vertige épilept.* — Th. de Paris, 1877.

(85) Weir Mitchell, *Du vertige*, dans *Philadelph. méd. and surg. report*. 1878.

(86) G. Longhi, *Vertige auditif* (trait.) dans *Gaz. lombard*, 1877.

(87) Woakes, *Sur les relations entre le vertige stomacal et le vertige auditif* dans *Brit. med. journ.*, 1878.

(88) E. Hinze, *Du vertige consèc. à la galv. de la tête* dans *Saint-Pétersb. méd. Zeitschr.*, 1875.

(89) P. Lhuissier, *Séméiologie du vertige*. — Th. de Paris, 1876.

(90) Lasègue, *Vertige mental* dans *Bulletin de l'Acad. de méd.* 1876.

(91) Good, *Observations d'une forme particulière de vertige mental*, dans *Journal de Thér.*, 1876.

(92) Gellé, *Du vertige auricul.* dans *Trib. méd.*, 1875.

(93) Hughlings Jackson, *Auditory vertige*, dans *Brain* 1879.

(94) Da Costa, *Clin. sur un cas de vert. stomacal*, dans *Boston méd. and surg. Journal*, 1879.

(95) Erlenmeyer, *Vertige reflexe dû à un rétréc. de l'urèthre* dans *Deutsche, med. Wochenschr.*

(96) J. Gasquet, *Un cas de vertige laryngé* dans *The Practitioner*, 1878.

(97) Mac Bride et Alex. James, *Épilepsie et vert. auditif* dans *Edimb. méd. Journ.*, 1880.

(98) Benedikt, *De l'agoraphobie* dans *Wien méd. Jahrb.*, 1870, et *Annales méd. psych.*, 1873.

(99) Fritsch et Hitzig, *Sur l'excitabilité de l'écorce céréb.*, dans *Archiv. de Reichart et Du Bois-Raymond*, 1870.

(100) Hitzig, *Physiol. et path. céréb.*, 1874.

(101) Ferrier, *Rech. expérim. sur la phys. et path. céréb.*, dans *Brit. med. Journ.*, 1873.

(102) Wundt, *Grandzuge der physiol. Psychol.*, 1874.

(103) Legrand du Saulle, *La folie du doute*, 1875.

(104) Gelineau, *De la narcolepsie*, dans *Gaz. des Hôp.*, 1880.

(105) Labadie-Lagrave, *Vertige auditif*, dans *Gaz. hebd.*, 1875.

(106) Piorry, *Bull. de l'Ac. de méd.*, 1875.

(107) Gowers, *Diagn. du vertige audit.*, dans congrès du *British. med. assoc.*, 1876.

(108) Guye, *Vertige de Menière*, congr. méd. d'*Amsterdam*, 1879.

(109) Duchenne (de Boul.), *Diagn. diff. des affect. cérébell. et de l'ataxie locom.*, dans *Gaz. hebd.*, 1864.

(110) Blachez, *Dict. encycl. des sc. méd.*, art. Cervelet, *Pathol.*

(111) Axenfeld, *Ibid.*, art. Ataxie locom. progr.

(112) Bonnenfant, *Sur la séméiol. du vertige*. Th. de Paris, 1874.

(113) Vouzy, *De la mal. de Menière*. Th. de Paris, 1874.

(114) Fonssagrives, *Hygiène navale*. — (114 *a*) *L'éducation physique des filles*.

(115) Leroy de Méricourt, *Bulletin de l'Acad. de méd.*, 1875.

(116) De Rochas, *Dict. encycl. des sc. méd.*, art. Mal de mer.

(117) Alph. Chevallier, *Des accidents auxquels sont exposés les couteliers, émouleurs et aiguiseurs*, dans *Ann. d'Hyg.*, 1836.

(118) B. Ramazzini, *De morbis artificum diatriba*, 1713.

(119) Patissier, *Traité des mal. des artisans*, 1822.

(120) Parent-Duchatelet, *Rech. sur les vérit. causes des ulcères qui affect. fréq. les extrém. inf. d'un grand nomb. d'artisans*, 1822. — *Annales d'Hyg.*, 1830.

(121) Vernois, *Traité d'hyg. industr. et admin.*, 1860. — *De la main des ouvriers*, dans *Ann. d'Hyg.*, 1862.

(122) Alex. Layet, *Hyg. des professions*, 1875. — *Dict. encycl. des sc. méd.*, art. Couvreurs. — Rurale (hygiène) etc.

(123) Bachon, *Mém. de méd. et de chir. mil.*, 1864.

(124) Koblank, *Ueber die Krankeit wozu das Tischlerhanwerk, etc.*, dans *Hanze's Zeitschr.*, 1859.

(125) Em. Menière, *Quelques considérations sur la maladie de Menière*. — *Congrès otologique internat. de Milan*, 1880.

(126) Dumont (de Monteux), *Lettres névropathiques*, 1877.

(127) Bouchut, *Du nervosisme*, 1856-1877.

(128) Beni-Barde, *Trait. d'hydrothérapie*, 1874.

(129) L. Fleury, *Cours d'hygiène*, t. III.

(130) Civiale, *De l'affect. calculeuse*, 1838.

(131) Bredow, *Ueber die Gesundheitsverhältnisse der in Baumwollspinnereien*, etc., dans *méd. Zeit. Russl.*, 1851, et *Schmidt's Jahrb.*, 1852.

(132) Brieude, *Topog. méd. de la Haute-Auvergne*, 1821.

(133) Thouvenin, *De l'influence que l'industrie exerce sur la santé des popul. dans les centres manuf.*, dans *Journ. de méd. de Bordeaux*, 1846.

(134) Turner-Tackrah, *The effect. of the principal arts trades and professions, etc.*, 1832.

(135) Benoiston de Chateauneuf, *De l'infl. de cert. prof. sur le dévelop. de la phth. pulm.*, dans *Ann. d'Hyg.*, 1831.

(136) Lombard (de Genève), *De l'infl. des prof. sur la phth. pulm.*, dans *Ann. d'Hyg.*, 1834.

(137) Shann, *Diseases of artificen*, dans *Dublin méd. Press.*, 1862.

(138) Reich, *Die Ursachen der Krankh.*, 1867.

(139) Hannover, *Die Krankh. der Hanwerker*, dans *Monatsbl. fur*

méd., *St.*, 1861, traduit par BEAUGRAND, dans *Ann. d'Hyg.*, 1862.

(140) ESPAGNE, *Sur l'introd. des mach. à coudre à la maison centrale de Montpellier*, dans *Montp. méd.*, 1869.

(141) DECAISNE, *La machine à coudre et la santé des couturières*, dans *Ann. d'Hyg.*, 1870.

(142) JORDAN, *Mal. des ouvr. dans les fabr. d'acier*, dans *Ann. d'Hyg.*, 1864.

(143) TILLAUX, *Dict. encycl. des sc. méd.*, art. CEINTURE.

(144) NEUFVILLE, *Lebensdauer und Todursachen Zwei und Zwanzig verscheidener Stände und Gewerbe, nebst vergleichender Statistik, der christlichen und israelitischen Rewölkerung Frankfurt's*, 1855.

(145) DE FREYCINET, *Traité d'assain. industr.*, 1870.

(146) VILLERMÉ, *Tabl. de l'état phys. et moral des ouvr. empl. dans les manuf. de coton, de laine et de soie*, dans *Ann. d'Hyg.*, 1839.

(147) F.-X. MASSON, *Enq. sur la quest. du trav. agric. et indust. dans le canton de Charleville*, 1849, et *Ann. d'Hyg.*, 1850.

(148) MAISONNEUVE (de Rochefort), *Hyg. et path. prof. des ouvr. de l'arsenal marit. de Toulon*, dans *Arch. de méd. nav.*, 1873.

(149) BOENS-BOISSEAU, *Traité prat. des accid. et des diff. des houilleurs*, 1862.

(150) DESESSARTZ, *Traité de l'éducation corporelle des enfants en bas âge*, 1760.

(151) PH. GYOUX, *Education de l'enfant*, 1870.

(152) *Congrès intertional d'Hygiène de Paris*, 1878, t. II, p. 167 et suiv.

(153) MONTÉGU, *Journal d'éducation*, 3e année, n° 3.

(154) FOURNIER-PESCAY et BÉGIN, *Dict. en 60 vol.*, art. ORTHOPÉDIE.

(155) C. DE MONTALEMBERT, *De l'avenir politique de l'Angleterre.*

(156) N.-A. LE BLOND, *Manuel de gymnastique*, 1877.

(157) MICHEL LÉVY, *Traité d'hygiène.*

(158) A. BAIN, *Les sens et l'intelligence.*

(159) PROUST, *Traité d'hygiène.*

(160) P. CAMPER, *Dissertation sur la meilleure forme des souliers.* La Haye, 1781.

(161) EUGÈNE PAZ, *La gymnastique raisonnée*, 1876.

(162) JUVÉNAL, IX.

(163) SUÉTONE, *in Tib.*, 68.

(164) PLAUTE, *Pœn.*, III, 1.

(165) CICÉRON, *De off.*, I, 35.

(166) HORACE, I, *Sat.*, III, 9.

(167) SÉNÈQUE, Ep., 52.

(168) SAINT BASILE, Ep., I.

(169) Clément d'Alexandrie, *Pædagog.*, III, 2.

(170) Pline, *Hist. nat.*, XI, 52.

(171) E. de Champagny, *Les Césars*, II, 393.

(172) Le Pelletier de la Sarthe, *De la Physiognomonie.*

(173) Charles Blanc, *Grammaire des beaux-arts.* — (173 *a*) *Histoire des peintres.*

(174) Paul Mantz, *Histoire des peintres.*

(175) La Rochefoucauld, *Maximes.*

(176) Samuel Smiles, *Le caractère.*

(177) La Bruyère, *Caractères.*

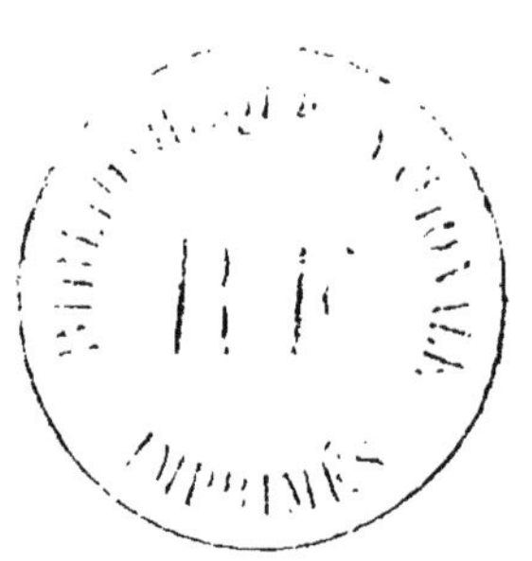

TABLE DES MATIÈRES

PREMIÈRE PARTIE

L'ÉQUILIBRE

DEUXIÈME PARTIE

LE TRAVAIL

TROISIÈME PARTIE

L'EXPRESSION

FIN DE LA TABLE DES MATIÈRES.

Corbeil. — Typ. et stér. Crété.

BIBLIOTHEQUE NATIONALE DE FRANCE
3 7531 01369228 1

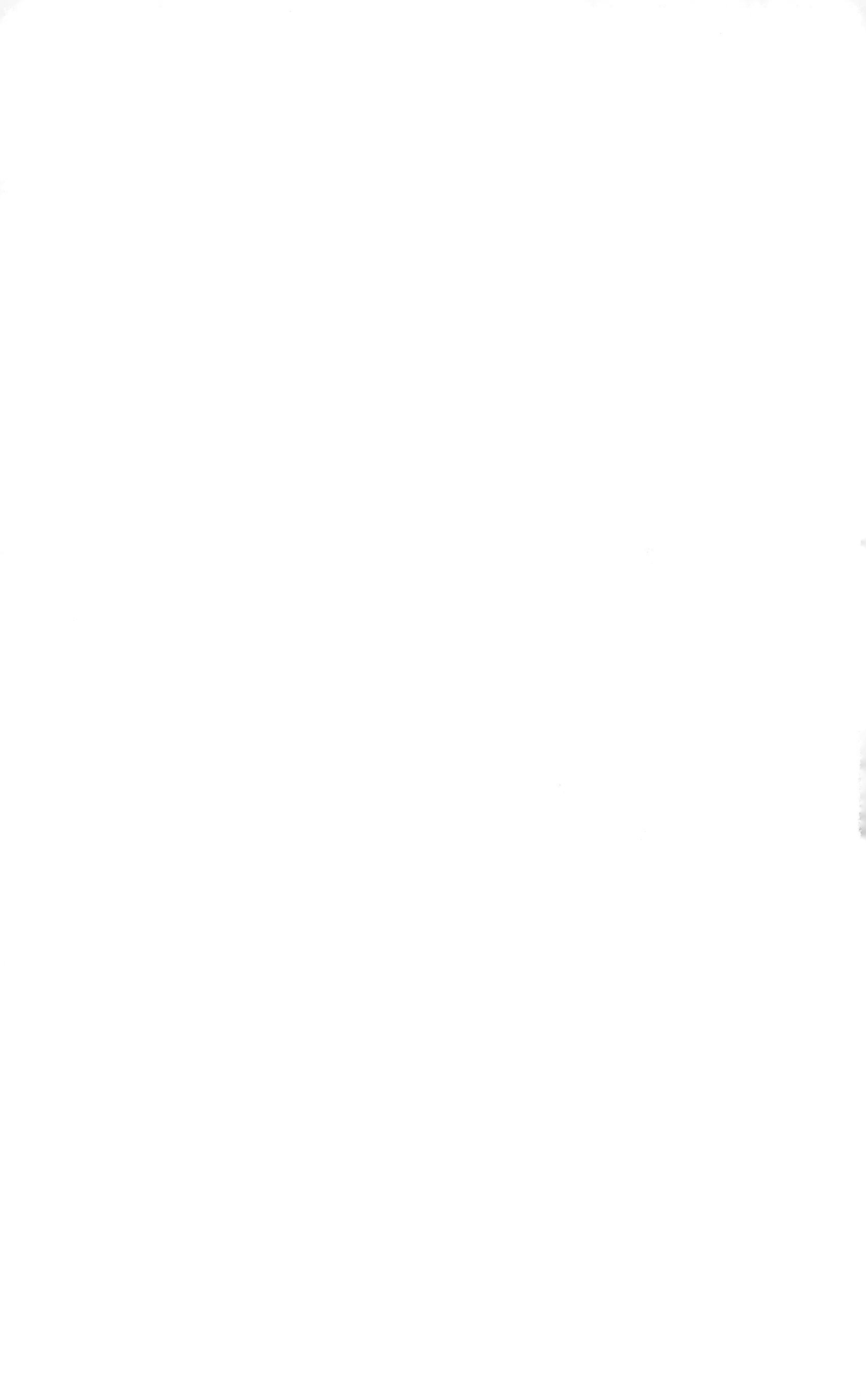

www.ingramcontent.com/pod-product-compliance
Ingram Content Group UK Ltd.
Pitfield, Milton Keynes, MK11 3LW, UK
UKHW020111200726
13856UKWH00002B/493